SURVIVAL

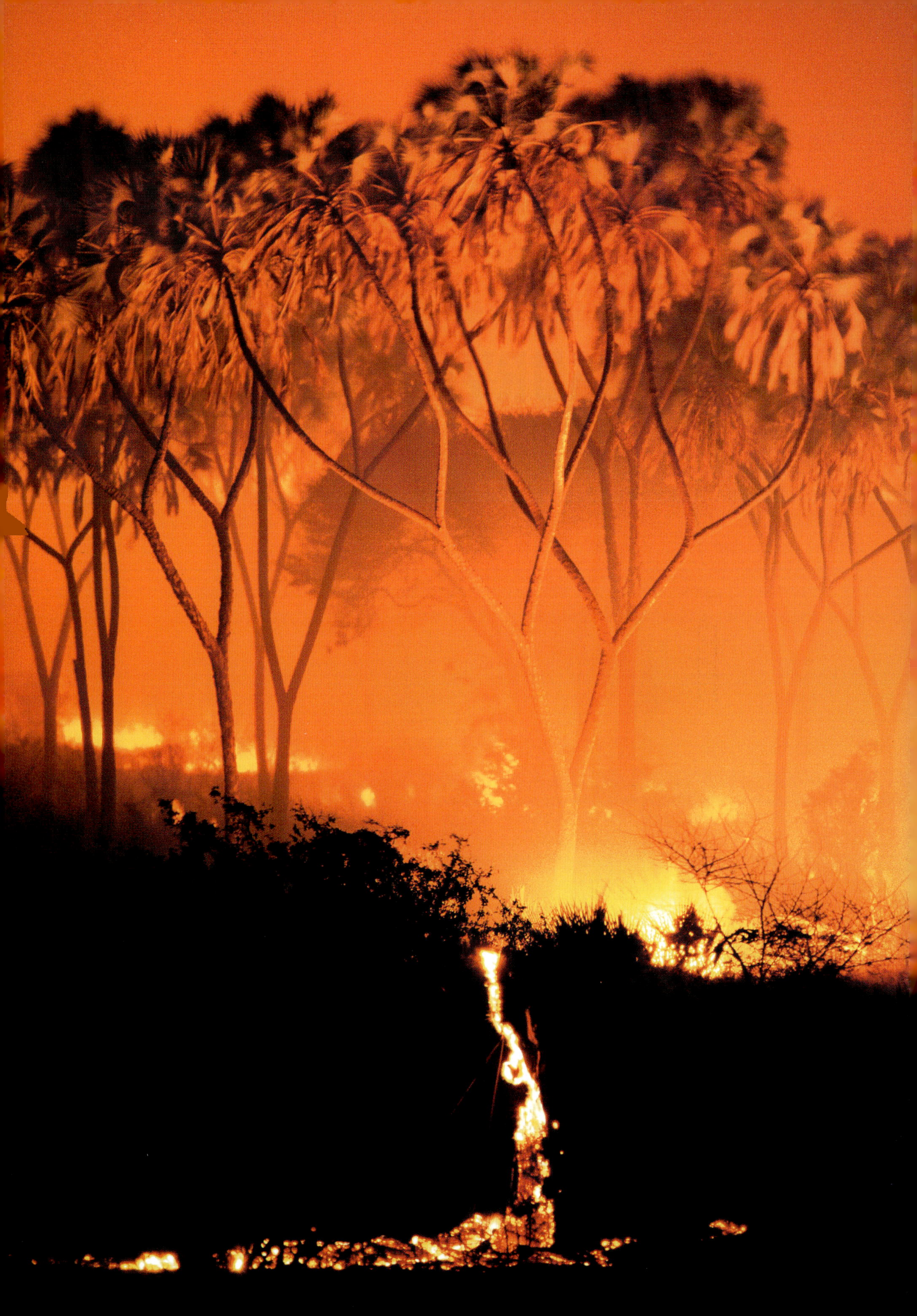

Garth Hattingh

SURVIVAL

• Orientierung • Unterschlupf
• Ernährung • Erste Hilfe

pietsch

Die englischsprachige Originalausgabe erschien 2003 unter dem Titel *Outdoor Survival. The essential guide to equipment and techniques* bei New Holland Publishers (UK) Ltd., London, Kapstadt, Sydney und Auckland.

Bildnachweis:
Illustrationen: Copyright © 2003 New Holland Publishers (UK) Ltd.
Fotos: siehe Copyright-Nachweis auf Seite 96.

Übersetzung ins Deutsche: **Wolf Westerkamp**

Einbandgestaltung: Dos Luis Santos
Titelbild: Mountain Camera/John Cleare

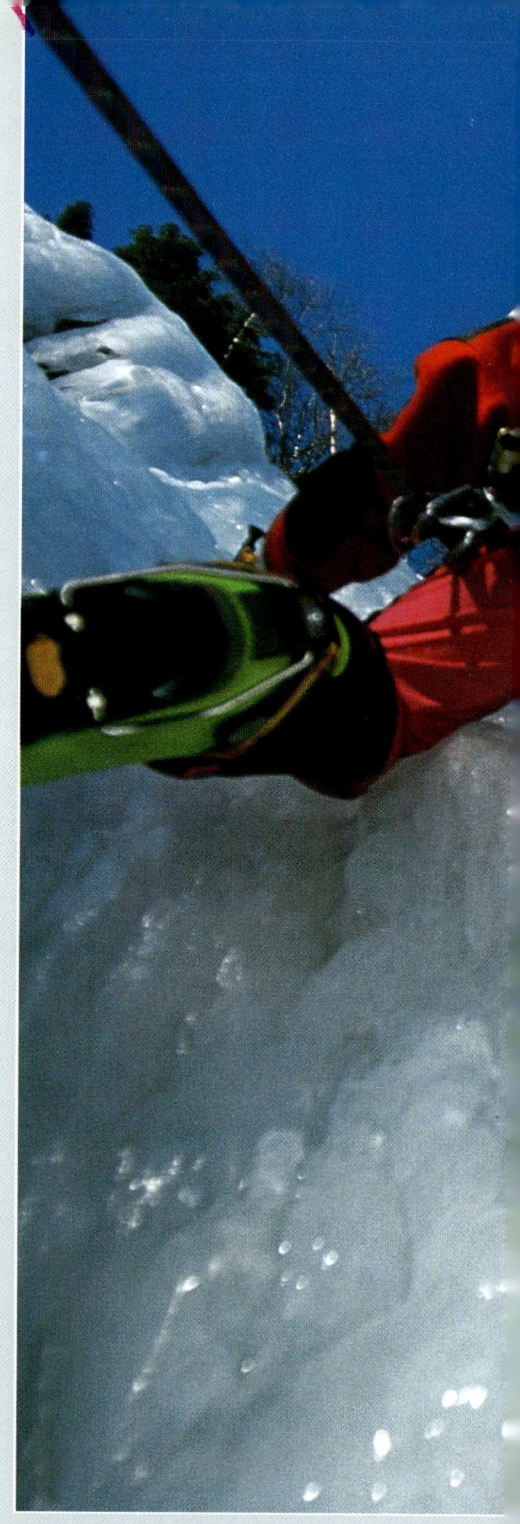

ISBN 3-613-50450-2

1. Auflage 2004

Lektor: Oliver Schwarz
Satz: Marit Wolff
Druck: CRAFT PRINT (PTE) LTD
Printed in Singapore

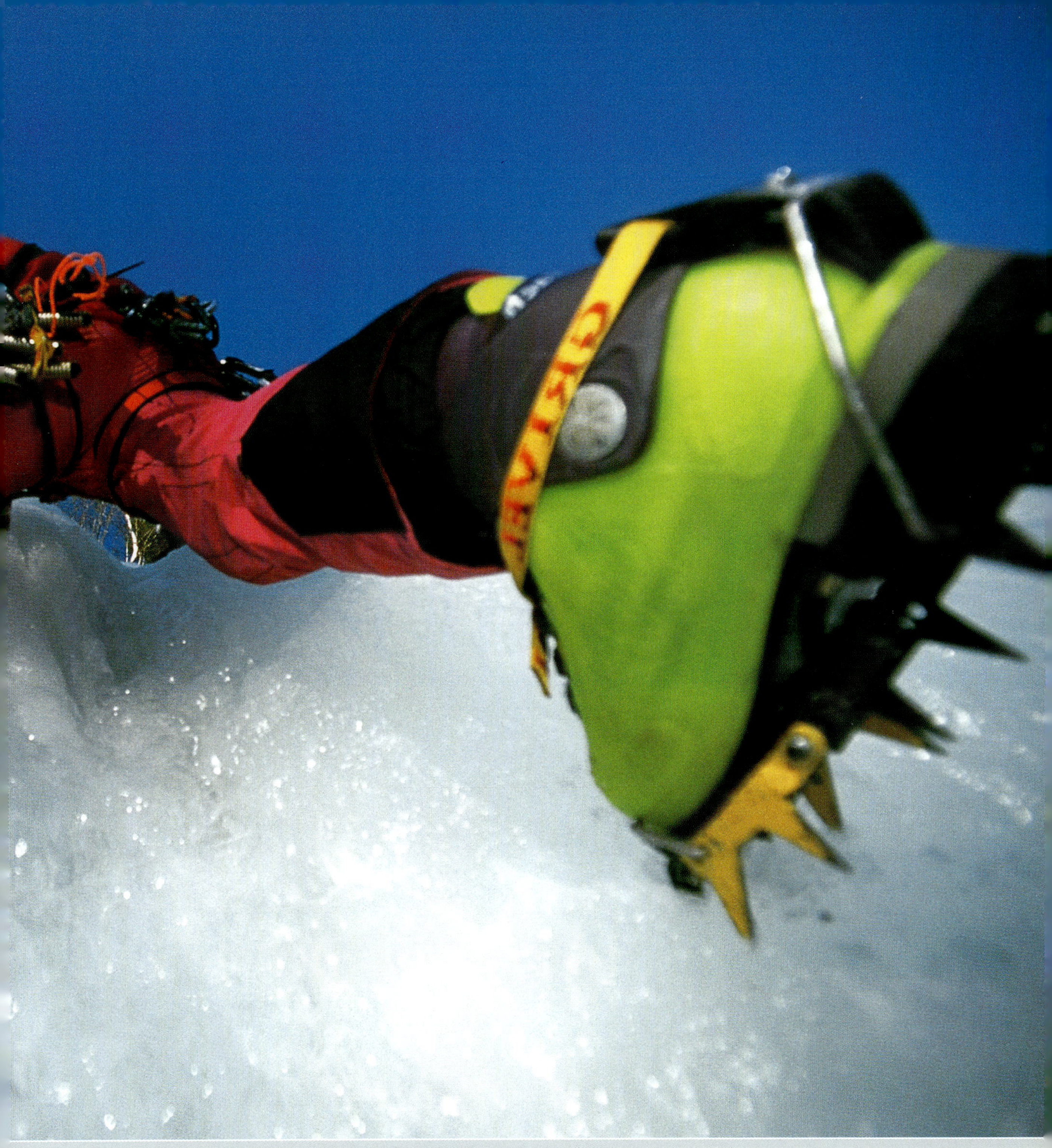

Dank des Verfassers

Mein besonderer Dank gilt Dr. Lance Michell, der in den medizinischen Teil dieses Buches all seine Erfahrung in Bergrettung, Überlebensmedizin und auch Trauma-Behandlung einbrachte. Darüber hinaus beriet er mich bei vielen anderen Kapiteln und stellte damit sicher, dass sie die neuesten Erkenntnisse und Techniken enthalten. Dank schulde ich auch den vielen echten Überlebenden, die ihre Erfahrungen schriftlich festhielten, um denen Mut und Hoffnung zu vermitteln, die sich vielleicht irgendwann einmal in äußerster Gefahr befinden werden. Suchen Sie in Ihrer Bücherei nach Überlebensberichten und lassen Sie sich von ihnen beeindrucken – mich jedenfalls haben sie berührt. Willem, Tessa, Johan und Frans danke ich für ihre geduldige Unterstützung und ihre Hilfe bei den Fotoaufnahmen. Zuletzt – aber nicht weniger herzlich – gilt mein Dank dem Team von New Holland Publishers in Kapstadt, insbesondere Mariëlle Renssen: Euch allen danke ich für eure freundliche Hilfe.

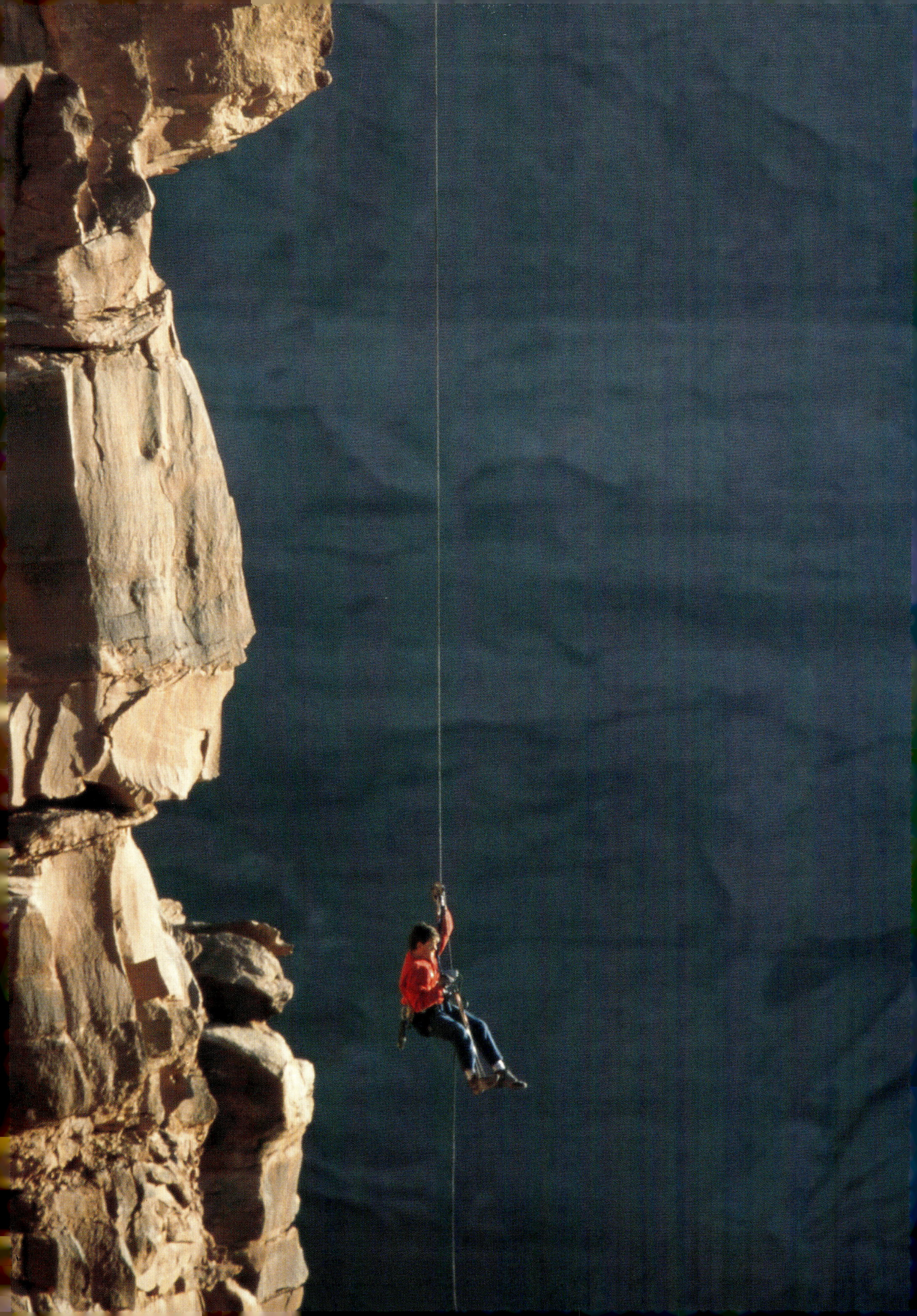

Inhalt

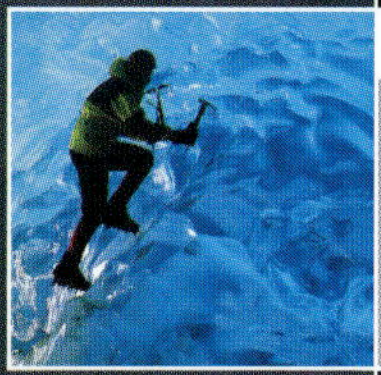

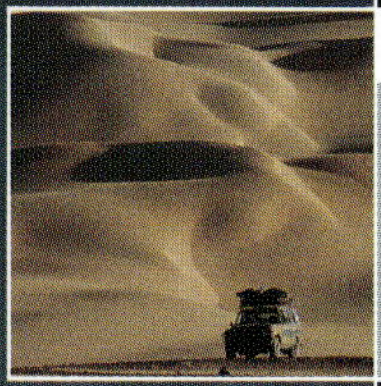

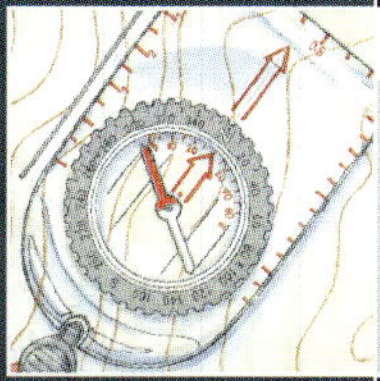

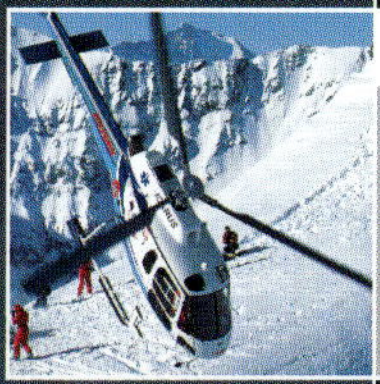

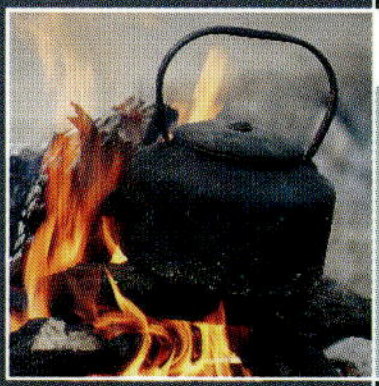

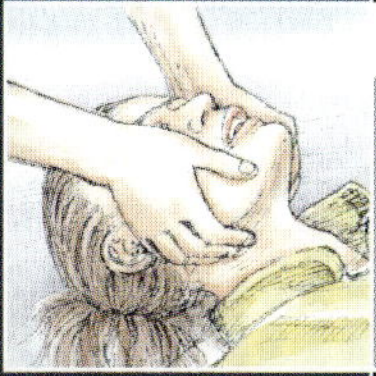

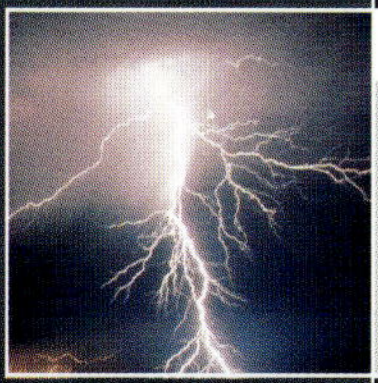

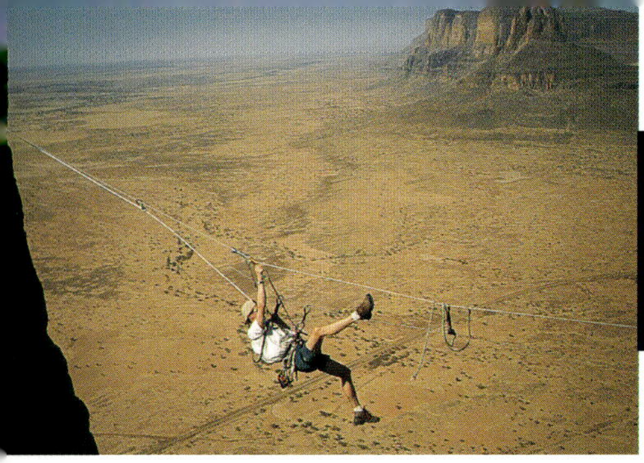

Die Kunst des Überlebens

Wie kommt es nur, dass sich in unserer hoch technisierten Welt mit »Komfortzonen« manche Menschen in abgelegener Wildnis so schnell in einer verzweifelten Lage wiederfinden?

Oft ist die Katastrophe unabwendbar – durch einen Flugzeugabsturz, einen Bus- oder Autounfall, ein Zugunglück oder eine Schiffshavarie. Auch Naturgewalten können die Ursache sein: ein Erdbeben, ein Wirbelsturm oder plötzliches Hochwasser.

Der überwiegende Teil der Notfälle jedoch geht auf menschliches Fehlverhalten zurück – meist wegen der Tendenz vieler Menschen, ihre Aktivitäten ohne ausreichende Vorbereitung aufzunehmen. Die wachsende Beliebtheit von Trekking oder Abenteuerreisen, von Aktivitäten wie Camping, Kanufahren, Mountainbiking oder gar Fels- und Eisklettern hat zu einem starken Anstieg von Unfällen in abgelegenen Gegenden geführt. Erstaunlicherweise sind nur wenige der Betroffenen echte Macho-Typen: Wild gewordene Extremisten, die die Grenzen über das Machbare hinausschieben, und von denen man geradezu erwartet, dass sie in Schwierigkeiten geraten. Tatsächlich entstehen die meisten kritischen Notsituationen bei ganz gewöhnlichen und normalen Familienausflügen, Bootsfahrten, Wanderungen oder Trekkingtouren in einsamen Waldgebieten, bei denen das viel belächelte Pfadfindermotto – »Vorbereitet sein!« – unbeachtet blieb. Sie beruhen auf unzureichender Vorausplanung, fehlender Ausrüstung oder einfach auf mangelnder Erfahrung und Unkenntnis von Verhaltensregeln. Dieselben Leute, die jede Einkaufsfahrt sorgfältig planen, brechen ohne jede Vorplanung zu einer Tour in die Wildnis auf.

Die Antwort auf all das ist: »Vorbereitet sein!«

GEGENÜBER: EISKLETTERN IST EIN SPORT, BEI DEM VORBEREITUNG UND ÜBUNG UNERLÄSSLICH SIND, DA EIN FEHLTRITT ZUM DESASTER FÜHREN KANN. NEBEN ÄUSSERST SORGFÄLTIGER PLANUNG IST AUCH DIE ANGEMESSENE AUSRÜSTUNG – ETWA MIT STEIGEISEN, EISPICKEL UND HELM – UNVERZICHTBAR.

Überlebensgrundregeln

Unterschätzen Sie die Natur nicht. Viele Gruppen marschieren los, ohne das vor ihnen liegende Gelände zu kennen und ohne für die geplanten Aktivitäten – Kanufahren, Bergsteigen oder Floßfahren – trainiert zu haben. Gute Planung, die Kenntnis des Zielgebiets, passende Ausrüstung, Erfahrung in der geplanten Sportart und körperliche Fitness einschließt, hilft das Abenteuer im Freien sicher und erfolgreich zu gestalten.

Teil der Vorbereitung ist es, Überlebensfähigkeiten – wie Kartenlesen, Zurechtfinden im Gelände, Bau von Unterständen, Durchqueren von Gewässern, Aufspüren von Wasser und Nahrung, Feuermachen und die Grundsätze der ersten Hilfe – zu lernen und auch zu üben. Einige dieser Techniken – Fallenstellen zum Beispiel – sollten wirklich nur in echten Notfällen angewandt werden, viele andere »Trockenübungen« aber sind für den Notfall unverzichtbar.

Vermeiden von Notfällen

Ziel ist naturgemäß die Vermeidung von Notfällen, manchmal jedoch kann man sie einfach nicht verhindern – bei unvorhersehbaren Naturkatastrophen zum Beispiel. Trotzdem sollten Sie, wo immer möglich, auf Notlagen vorbereitet sein und Ihr Vorhaben realistisch einschätzen. Passen Sie die Anforderungen Ihrer Sportart der Erfahrung und der Ausrüstung Ihrer Gruppe an. Sie müssen sich stets zwei Grundlegende Fragen stellen:

Erstens: Haben Sie ausreichende Kenntnis und Erfahrung für die geplante Sportart? Für Erfahrung gibt es keinen Ersatz! Mitten im Winter tief in unbewohntes Gebiet vorzustoßen ist für unerfahrene Wanderer kaum angemessen – aber eine erstaunliche Anzahl von Anfängergruppen tut genau das, oft mit ernsten Konsequenzen.

Zweitens: Ist Ihre Ausrüstung auf die geplante Sportart zugeschnitten? Schlecht ausgestattete Gruppen geraten oft in Schwierigkeiten, da sie Rucksäcke, Schuhe, Zelte oder Bekleidung falsch ausgewählt haben und den Launen des Wetters nicht trotzen können.

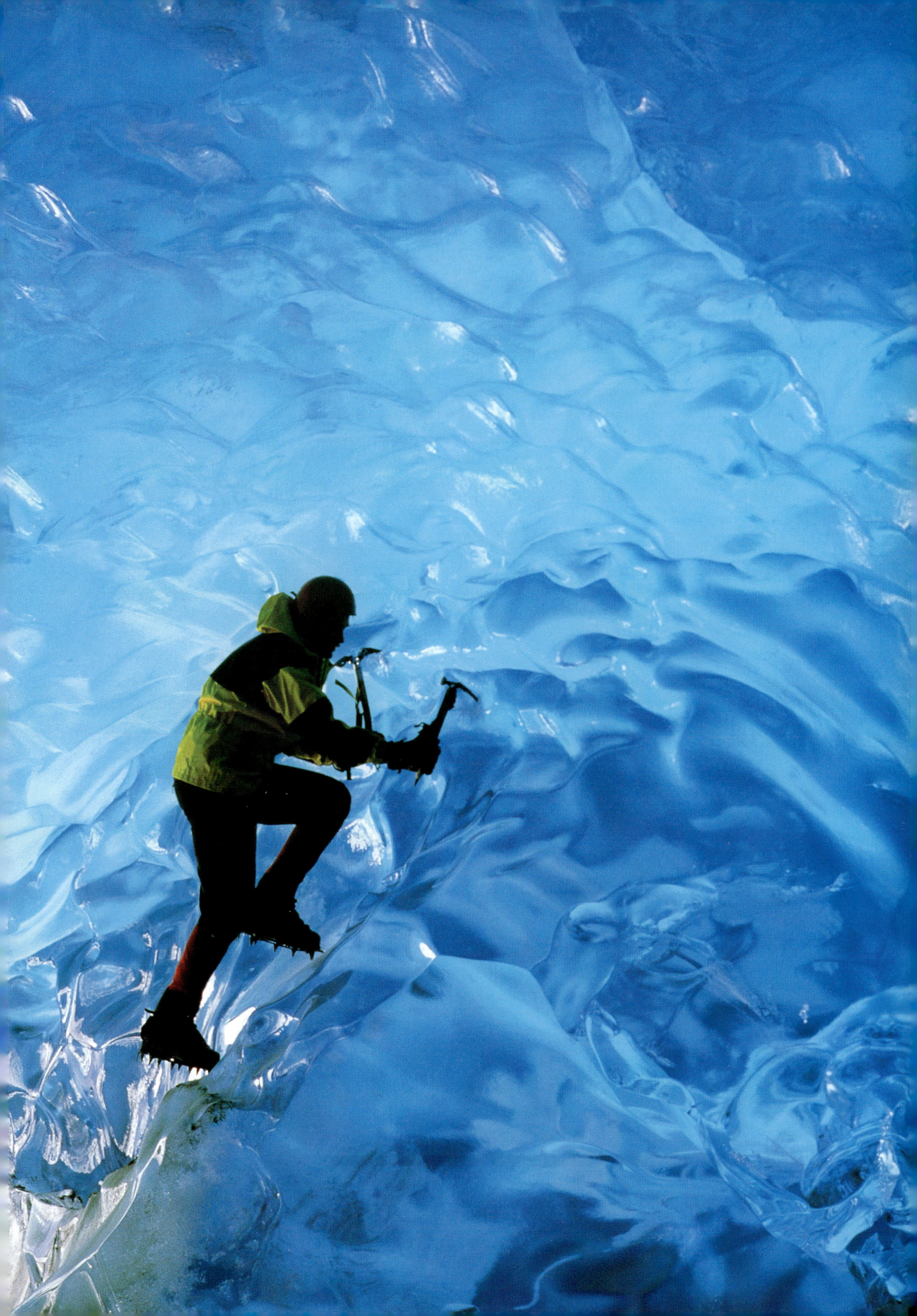

Generelle Vorbereitungen

Gehen Sie stets vom Schlimmsten aus, wenn Sie in die Wildnis aufbrechen. Rüsten Sie sich für das schlechteste Wetter und stellen Sie sich auf die längste berechnete Dauer der Tour ein – und schlagen Sie dann noch etwas drauf.

Indem Sie ein Buch wie dieses lesen, sind Sie schon auf dem richtigen Weg; wenn Sie einige der Fähigkeiten üben und Ihre Fitness verbessern, sind Sie einen Schritt weiter; wenn Sie Ihre Ausrüstung optimieren, sind Sie für jedes Wetter und jedes Gelände gewappnet, und wenn Sie sich weiter kundig machen, stärken Sie Ihr Selbstvertrauen für den Fall, dass Sie Ihr Wissen anwenden müssen.

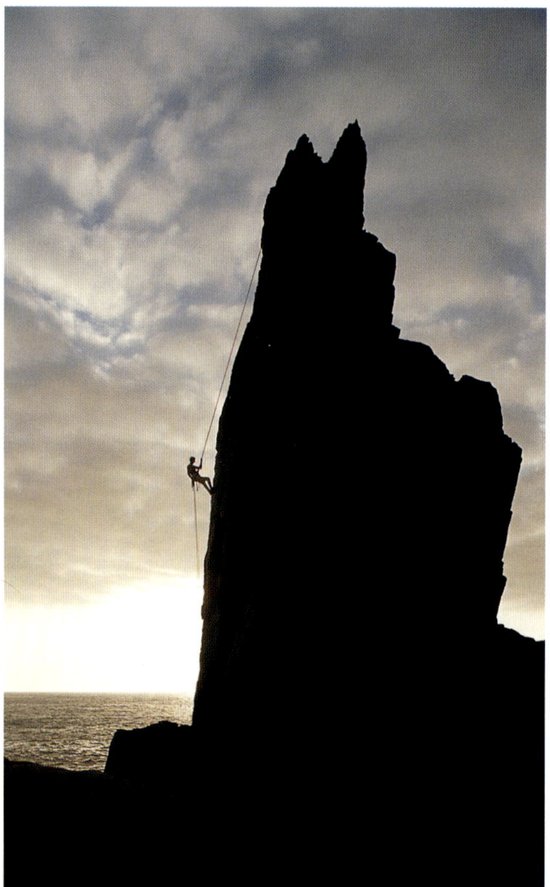

TÄTIGKEITEN WIE DAS ABSEILEN, BEI DEM MAN SICH AUF EIN EINZIGES SEIL VERLASSEN MUSS, SIND INBEGRIFF DER GEISTIGEN ANSPANNUNG UND KONZENTRATION, DIE SO MANCHE ABENTEUERSPORTART KENNZEICHNEN.

Tourenplanung

Wissen ist Macht – je mehr Sie über Ihr Zielgebiet in Erfahrung bringen, desto besser sind Sie vorbereitet. Erkundigen Sie sich nach Wettereigenheiten, der Beschaffenheit von Gebirgszügen, der Stärke und dem Verlauf von Flüssen, nach der Vegetation, essbaren und nicht essbaren Pflanzen, der Tierwelt, Meeresströmungen und Wassertemperaturen. Bücher und Internet bieten eine Fülle von Informationen, desgleichen Leute, die Ihr Zielgebiet bereits aufgesucht haben. Besorgen Sie sich aktuelle Landkarten und Reiseführer und planen Sie die Tour dann sorgfältig mit Ihrer Gruppe.

Naturgemäß verläuft nicht immer alles nach Plan. Abhängig von der Art Ihrer Tour sollten Sie folgende wichtige Informationen beachten.

Wichtige Informationen

- ***Reiseplan:*** *Legen Sie für alle Touren – besonders in abgelegene Gebiete, in die Wildnis und auf See – die Abreise- und die Ankunftszeit fest, zudem eine Liste mit Kontaktmöglichkeiten. Hinterlassen Sie für den Notfall Routenplan, Daten, Teilnehmerliste und Kontaktmöglichkeiten bei einer Person Ihres Vertrauens.*
  Geben Sie dieser Person klare Anweisungen, was sie unternehmen soll, wenn Sie Ihren Plan nicht einhalten.
- ***Routenplan:*** *Hinterlegen Sie Ihre geplante Route bei Ihrer Kontaktperson und/oder bei wichtigen Behörden (Forstamt, Bergwacht, Hafenmeisterei, Küstenwache) oder bei der Flugsicherung, falls Sie mit dem Flugzeug unterwegs sind.*
- ***Fluchtrouten:*** *Wenn Sie eine längere Tour in den Bergen oder auf einem Fluss unternehmen, zeichnen Sie mehrere Flucht- oder Ausweichrouten in die Karte ein – das hilft den Rettungstrupps, Sie aufzuspüren. Lassen Sie eine Kopie bei Ihrer Kontaktperson.*
- ***Treffpunkte:*** *Legen Sie bei Touren in abgelegenen Gebieten vor Abreise sowie täglich oder sogar stündlich Treffpunkte oder andere Verfahren fest für den Fall, dass Ihre Gruppe getrennt wird oder ein Mitglied verloren geht.*

Führung

Taktvolle, aber feste Führung ist in Krisensituationen unerlässlich, besonders direkt nach einem Unglück. Verwirrung, Hoffnungslosigkeit, aber auch Rücksichtslosigkeit können ihren Tribut fordern, geistig wie körperlich. Wenn kein kompetenter Führer vorhanden ist, müssen Sie so schnell wie möglich einen wählen.

Der geborene Führer

- *Er zeigt Zuversicht und Selbstvertrauen, selbst wenn er nicht voll davon erfüllt ist.*
- *Er steht den Gruppen- und Einzelbedürfnissen verständnisvoll gegenüber, setzt sich aber durch in Dingen wie Nahrungsrationierung, Platz-, Kleidungs- und Ausrüstungszuweisungen, medizinischen Prioritäten und Arbeitsverteilung.*
- *Er trifft alle wichtigen Entscheidungen gemeinsam mit der Gruppe, damit sich niemand ausgeschlossen fühlt.*
- *Er ist flexibel und anpassungsfähig, zeigt aber Festigkeit, wenn eine endgültige Entscheidung ansteht.*
- *Er ist bereit, unter gewissen Umständen die Führung zu übertragen, wenn etwa jemand die besseren medizinischen Kenntnisse aufweist.*

Geistige Bereitschaft

Ihr Überleben wird weitgehend durch Ihren Geist bestimmt. Diejenigen, die trotz aller Widrigkeiten überlebten, waren nicht unbedingt die körperlich Stärksten oder besser Ausgerüsteten – entscheidend für ihr Überleben war oft die geistige Bereitschaft, sich unerwarteten Herausforderungen zu stellen.

Es gibt viele belegte Beispiele für unglaubliches Durchhaltevermögen: bis zu 75 Tage ohne Nahrung, eine Woche ohne Wasser, mehrere Tage bei bitterer Kälte, heldenhafte Ausdauer unter gleißender Sonne. In vielen dieser Fälle haben Mitglieder der Gruppe aufgegeben und sich dem Tod überlassen, während der Durchhaltewille der anderen sie am Leben hielt. Gemeinsam ist diesen Menschen ein unbeirrbarer Optimismus, oft verbunden mit einem starken Glauben oder einem besonderen Lebensinhalt – der Partner, die Kinder oder die Eltern. Indem sie sich auf diese Gedanken konzentrierten anstatt ihre aussichtslose Lage zu beklagen, verbesserten sie ihre eigenen Chancen und die der anderen, zu überleben.

Der Unterschied zwischen Leben und Tod liegt tatsächlich oft »im Geist«. Bekämpfen Sie Ihre Zweifel, bekämpfen Sie die Tendenz zu sagen: »Das schaffe ich nie!« Halten Sie sich stattdessen an die Überlebensberichte anderer: Die haben es geschafft – also können Sie das auch.

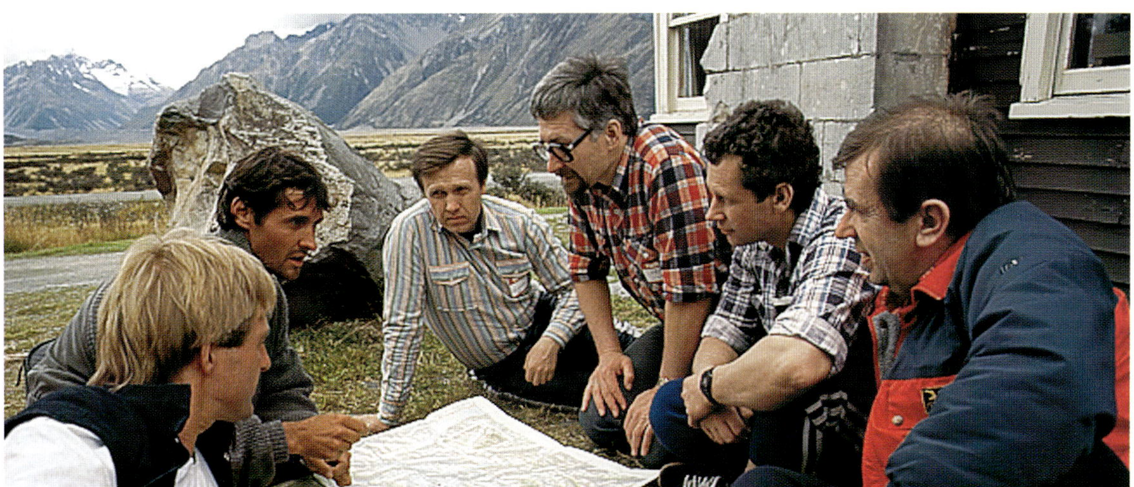

EIN KLUGER FÜHRER BETEILIGT DIE GESAMTE GRUPPE AN DER PLANUNG, DENN IN KRITISCHEN SITUATIONEN ZAHLT SICH DAS AUS: WENN SICH JEDER BEI WICHTIGEN BESPRECHUNGEN EINBEZOGEN FÜHLT, WIRD ER EINE SCHWIERIGE ENTSCHEIDUNG LEICHTER MITTRAGEN.

Körperliche Bereitschaft

Obwohl für das Überleben möglicherweise nicht einmal entscheidend, grenzt es doch an Schwachsinn, gefährliche Touren zu unternehmen, ohne fit zu sein. Allzu oft müssen Menschen ihr Leben riskieren, um jemanden zu retten, der in Schwierigkeiten geriet, weil er nicht trainiert war. Lassen Sie vor einer längeren Tour Ihre Gesundheit überprüfen: Gibt es Zahnprobleme, allgemeine Beschwerden, überdehnte Muskeln oder Bänderverletzungen? Lassen Sie sich, wie empfohlen, impfen und decken Sie sich, falls erforderlich, mit Anti-Malaria-Mitteln oder Ähnlichem ein. Den Rest Ihrer körperlichen Vorbereitungen erledigen Sie durch entsprechende Übungen: Aerobic, Gewichtheben, Laufen, Radfahren, Rudern. Lassen Sie sich bei der Ausarbeitung eines entsprechenden Trainingsplanes beraten.

Viele Sportarten setzen bestimmte Fähigkeiten voraus. Zum Kajakfahren auf dem Meer benötigt man Kenntnisse im Umgang mit Wellen und Strömungen – bewegte See ist nicht der Ort, an dem man die Eskimorolle lernt, zur Durchquerung einer Wüste können auch Kurse im Off-Road-Fahren und Pannenbehebung gehören, und beim Bergsteigen ist es nicht ratsam, in peitschendem Sturm am Gipfel an unbekannten Knoten herumzufummeln! Zögern Sie nicht, vor Ihrer Tour Experten zu Rate zu ziehen. Bevor Sie mit einem Fahrzeug in die Wildnis aufbrechen, stellen Sie sicher, dass es mechanisch in Ordnung ist, Ersatzreifen hat sowie das notwendige Werkzeug für kleinere Reparaturen, dass der Wagenheber funktioniert, dass Sie Reservekanister, Wasser und Nahrung dabeihaben sowie (in kälteren Regionen) Schneeketten und Schaufel. Für eine lange Fahrt in sehr kalten Regionen brauchen Sie zusätzliche Kleidung – Ihre Autoheizung nützt Ihnen wenig, wenn Sie in einem Schneesturm feststecken. Und in der Wüste brauchen Sie viel zusätzliches Wasser.

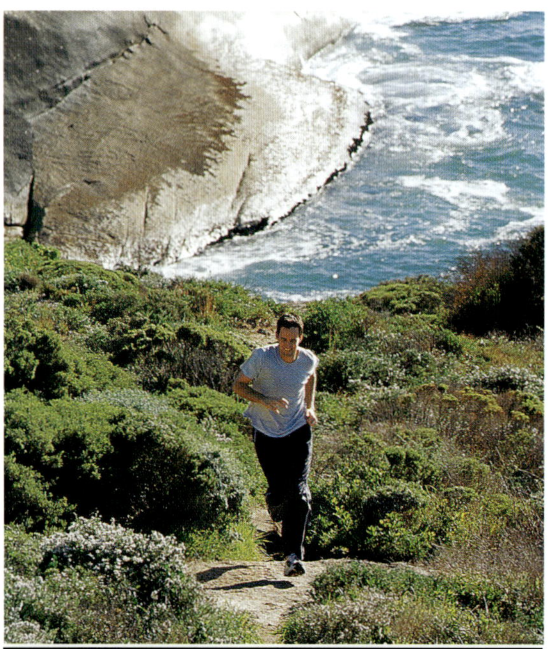

BEI EINER TOUR IN ABGELEGENE UND UNBEWOHNTE GEBIETE ERHÖHT KÖRPERLICHE FITNESS IHRE ÜBERLEBENSCHANCEN.

Gehen Sie davon aus, dass Sie auch mal im Auto übernachten müssen, und packen Sie entsprechend.

Gehen Sie ähnlich bei Bootstouren vor: Denken Sie an Rettungswesten oder Rettungsinseln, Funkgerät, Leuchtpistole, Notrationen und Seetauglichkeit.

Wahl eines kommerziellen Tourenführers

Viele haben einen makellosen Ruf und achten auf Sicherheit, andere hingegen sind weniger erfahren und wagen zu viel, was für die Gruppe riskant ist: Es gibt zahlreiche Beispiel für Todes- oder Unglücksfälle, die weitgehend auf die Inkompetenz des Führers zurückzuführen waren. Sie sollten sich die Zeit nehmen und sich gründlich unter den Tourenführern umsehen, bevor Sie deren Dienste annehmen. Bitten Sie andere, die bereits Berufsführer in Anspruch nahmen, um Empfehlungen.

Übung macht den Meister

Fertigkeiten wie der Bau eines Unterschlupfs, Nahrungssuche, Fallenstellen oder Durchqueren eines unbekannten und schwierigen Geländes bedürfen vorheriger Übung. Beim Überlebenskampf müssen Sie diese Fertigkeiten beherrschen – und nicht zum ersten Mal ausprobieren.

Planen Sie ein Familien-, Pfadfinder- oder Klub-Überlebenswochenende einschließlich Feuermachen, Unterschlupfbau, Navigationsübungen, primitivem Angeln und Nahrungssuche. Das kann eine einfache Wanderung spannend gestalten – aber in der Sicherheit Ihrer heimischen Umgebung!

Bestimmen Sie dabei ständig Ihren Standort und beobachten Sie Ihre Umgebung. Verlassen Sie sich nicht ausschließlich auf Ihren Führer, sondern verlangen Sie jedes Mal, wenn die Karte zu Rate gezogen wird, eine Standortbestimmung. Ordnen Sie die Landschaft ein, um zu wissen, in welche Richtung Sie laufen. Prägen Sie sich Besonderheiten ein wie Flüsse, Seen, Straßen und Gebäude, auch Bodenvertiefungen und Höhlen als möglichen Unterschlupf: Das kann Ihnen im Notfall nur helfen.

Lagebeurteilung

Legen Sie in schwieriger Lage eine Pause ein, um die Situation und die Fähigkeiten Ihrer Gruppe zu überdenken: Die Bewertung von Alternativen vor einer Entscheidung ist stets wichtig. Jede Notlage ist einmalig – die Gruppe ist anders zusammengesetzt, die Ausrüstung unterschiedlich, die Umstände sind anders. All das muss sorgfältig abgewogen werden, bevor eine Entscheidung fällt: Nichts überstürzen!

Ärger vermeiden

In vielen Teilen der Welt gibt es politische und/oder religiöse Unruhen oder gar direkten Krieg – für den ahnungslosen Touristen oft fast ohne Vorwarnung.

Wenn Sie in derartige Konflikte hineingeraten, denken Sie daran, dass die verfeindeten Parteien meist bewaffnet und auch aggressiv sind. Reagieren Sie vorsichtig und besonnen: Vermeiden Sie abrupte Handbewegungen, besonders in einen Beutel, ins Auto oder in Ihre Taschen – Sie könnten den Eindruck erwecken, dass Sie nach einer Waffe greifen.

Meiden Sie aggressiven Augenkontakt und jede Form verbaler Auseinandersetzung. Schreien und gestikulieren Sie nicht, bleiben Sie ruhig und freundlich. Zügeln Sie Ihre Ungeduld und Verärgerung – Ihr Gegenüber ist bewaffnet! Bleiben Sie respektvoll, selbst wenn die Forderungen übertrieben scheinen. Machen Sie eine beschwichtigende Geste, indem Sie die Hände heben, Handflächen nach vorn, den Kopf leicht geneigt. Halten Sie »Opfergeld« in einer leicht zugänglichen Tasche bereit; größere Summen und Reisedokumente bewahren Sie in einem flachen Beutel unter Ihrer Kleidung auf.

Tragen Sie keine teure Kleidung oder Schmuck und zeigen Sie nicht öffentlich Ihr Geld, eine teure Kamera oder Uhr – in ärmeren Ländern offenbaren diese Dinge mehr Reichtum, als der Durchschnittsbürger dort jemals erwerben kann. Wenn Ihnen jemand Ihre Wertsachen abnehmen will – geben Sie sie ihm: Ihr Leben ist wertvoller als materielle Güter.

Warten ist manchmal unvermeidlich. Kleinliche Grenzbeamte oder Soldaten zeigen gern ihre Macht, indem sie verzögern, Habseligkeiten beschlagnahmen oder Sie sogar einsperren, wenn Sie Ungeduld zeigen.

Fotografieren Sie keine militärischen Anlagen, Regierungsgebäude oder Sicherheitskräfte.

Stellen Sie sicher, dass alle legale Medizin ordentlich verschlossen und beschriftet ist. Tragen Sie niemals Rauschgift mit sich und – besonders in islamischen Ländern – auch keinen Alkohol. Respektieren Sie örtliche Bekleidungs- und Verhaltensregeln sowie kulturelle und religiöse Gebräuche und Sitten (Kopfbedeckung tragen, Frauen verzichten auf Shorts, kein Alkohol in der Öffentlichkeit).

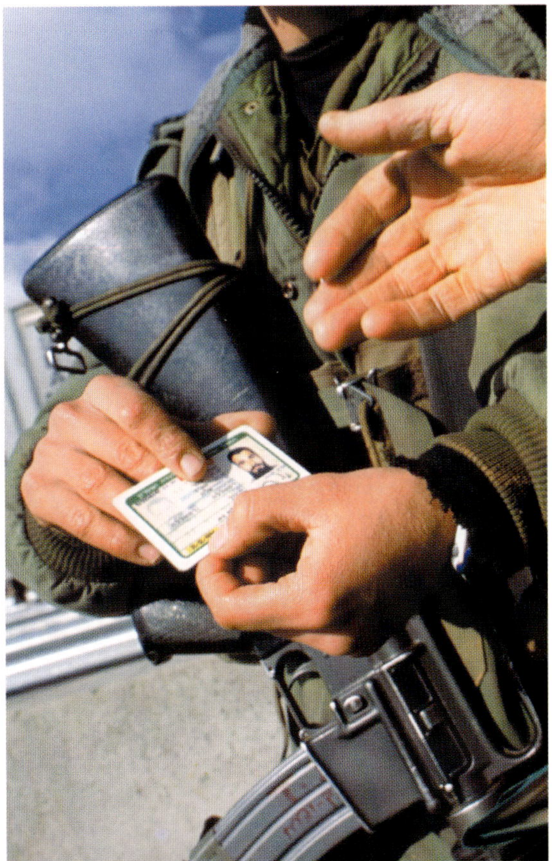

IN POLITISCHEN KRISENGEBIETEN BLEIBEN SIE RUHIG, BESONNEN UND FREUNDLICH, SELBST WENN MAN IHNEN GEGENÜBER AGGRESSIV AUFTRITT.

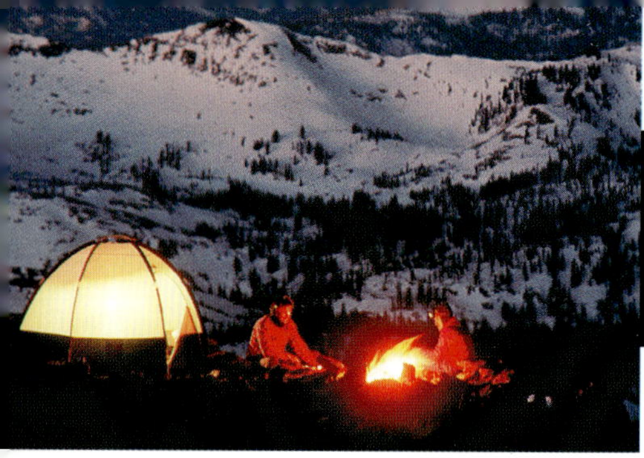

Ausrüstung

Mit der richtigen Ausrüstung, besonders einigen Überlebensartikeln, lassen sich die Auswirkungen einer Notlage lindern oder gar abwenden. Aber wie wählt man aus dem vorhandenen breiten Angebot die beste Ausstattung aus? Die Antwort lautet: Nachforschen! Überzeugen Sie sich bei jedem Ausrüstungsgegenstand davon, dass Sie eines Tages tatsächlich unter extremen Bedingungen ums Überleben kämpfen müssten – das zwingt Sie, weitere Informationen einzuholen. Dabei sollten Sie sorgfältig vorgehen. Zu den Quellen zählen:

- leitende Verkäufer (aber hüten Sie sich vor deren Profitmotiven),
- Internet,
- Survival-Bücher und -Zeitschriften,
- Freunde mit ähnlichen Interessen und vergleichbarer Ausrüstung.

Legen Sie präzise fest, wofür Sie die Gegenstände brauchen werden – es macht wenig Sinn, für eine Sommerwanderung in den heimischen Bergen einen Daunenschlafsack zu erwerben, der Sie bis –30 °C warm hält. Erstellen Sie eine Liste passender Produkte, Preise, Leistungen und Ausrüstungsbesprechungen in Büchern und Zeitschriften: Damit können Sie gezielter einkaufen.

Generell stimmt zwar die Gleichung »Preis = Qualität«, aber zum Glück nicht immer.

Ob Sie dann mit Ihrer Ausrüstung tatsächlich überleben müssen oder nicht: Sie haben sie jedenfalls dabei.

Ausrüstung für Kinder

Viele Eltern kaufen ihren Kindern minderwertige Sachen mit der Entschuldigung: »Sie wachsen ja doch bald raus.« Mit dem Wachstum mitzuhalten kann tatsächlich ein ökonomischer Albtraum werden. Andererseits können ein ernsthafter Fall von Unterkühlung (S. 80–81), unpassendes Schuhwerk oder ein geplatzter Rucksack zu Verzögerungen oder gar zu einem Überlebensszenario mit exorbitanten Kosten führen (Rettung, Krankenhaus oder gar Trauma).

Wie für Erwachsene gilt auch für Kinder: Am klügsten ist es, das Beste zu kaufen. Sie können es später ja weiterverkaufen oder bei anderen Familien eintauschen.

Zudem ist qualitativ hochwertige Ausrüstung oft leichter als billige, und Kinder können schließlich nicht so viel tragen wie Erwachsene. Wenn also jemand die neuen Hightech-Sachen braucht, dann am ehesten die jüngeren Familienmitglieder.

GEGENÜBER: ZU SORGFÄLTIGER PLANUNG ZÄHLT AUCH DIE ZUR SPORTART PASSENDE BEKLEIDUNG – NATUR UND UMWELT SOLLTEN NIEMALS UNTERSCHÄTZT WERDEN.

Überlebenstasche für Kinder

Die Kinder bekommen eine kleine Gürteltasche, die sie stets tragen, wenn sie im Freien auf Tour sind. Sagen Sie ihnen, wie, wann und warum sie die einzelnen Gegenstände benutzen müssen. Dazu gehören:

Wasserflasche: Nur bei starkem Durst zu öffnen!
Trillerpfeife: Nur im echten Notfall zu benutzen.
Reflektierende Metallfolie: (»Weltraumdecke«) als Unterschlupf – reißt aber leicht.
Taschenlampe: mit Ersatzbatterien; für Signalgebung und Sicht bei Nacht.
Halstuch: rot oder orange; als Flagge, Kopfbedeckung oder Bandage.
Signalspiegel: aus Metall oder harter Plastik; als Signalgeber für Rettungstrupp oder Flugzeug.
Notverpflegung: Süßigkeiten oder Schokolade; nur für den wirklichen Notfall!
Mini-Erste-Hilfe-Kasten: mit Pflastern und Verband.
Rettungskarte: eine Seite mit Liste dieser Punkte; Rückseite mit Namen des Kindes und der Eltern, dazu einige Telefonnummern.
Familienfoto: Kann im Notfall eine starke seelische Hilfe sein.

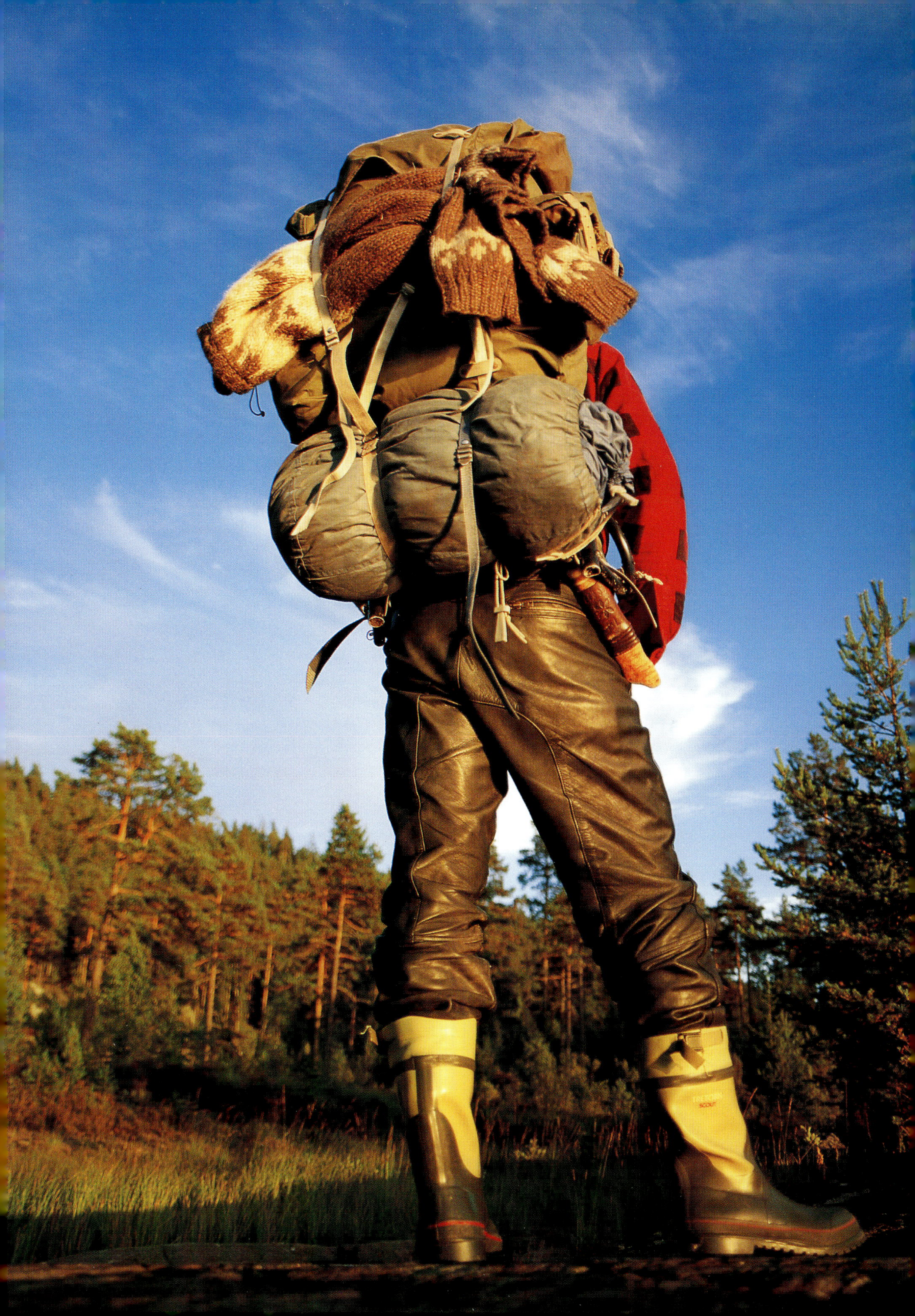

Überlebensregeln für Kinder

- *Es macht Spaß, Kinder mit auf Tour zu nehmen, aber sie müssen darauf vorbereitet werden: Kleine Kinder gehen schnell verloren. Erklären Sie ihnen das und wie sie sich dann verhalten sollen. Stellen Sie eine Kinder-Überlebenstasche zusammen, die sie ebenfalls erläutern.*
- ***Zusammenbleiben:** Wenn du mit einem oder zwei Freunden verloren gehst – bleibt immer zusammen!*
- ***Nicht weitergehen:** Sobald du dich verlaufen hast oder allein bist, bleib stehen und such dir einen Baum (außer bei einem Gewitter) oder einen anderen Unterschlupf – nicht als Versteck, sondern als Schutz, wo ein Suchtrupp dich finden kann.*
- ***Markiere deinen Standort:** mit hellen Farben (Halstuch) an einem Zweig oder auf/unter einem Stein.*
- ***Schütze dich** mit der Metallfolie, wenn es zu kalt, zu nass oder zu heiß ist.*
- ***Mach dich bemerkbar:** Blase alle paar Minuten dreimal die Trillerpfeife und horch, ob jemand antwortet, oder geh auf eine Lichtung (im Wald) und wink mit den Armen oder benutz deine Trillerpfeife oder den Signalspiegel, wenn du einen Suchtrupp, ein Flugzeug oder ein Auto hörst oder siehst.*
- ***Iss und trink** nur, wenn du wirklich hungrig oder durstig bist – und lass die Finger von der Notration der anderen!*

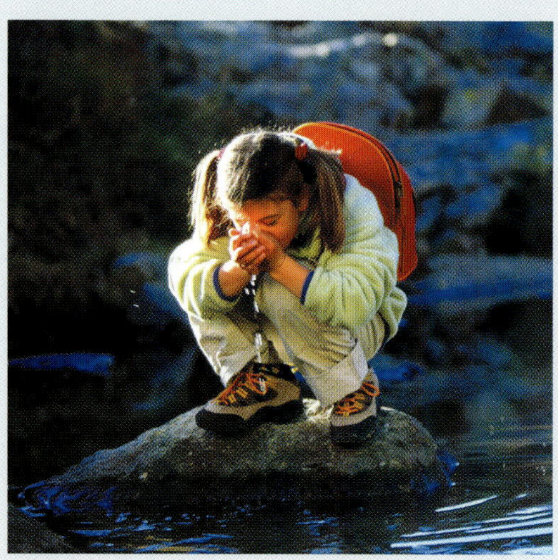

Checkliste

Für jede Tour benötigt man eine andere Ausrüstung. Stellen Sie daher eine Pack-Checkliste für die benötigten Gegenstände zusammen, nach der Sie täglich packen: Dann passiert es Ihnen nicht, dass Sie am Ende einer Tagestour feststellen müssen, dass Sie Streichhölzer oder Brennstoff für den prächtigen neuen Kocher vergessen haben.

Tagestouren

Persönliche Ausrüstung

- *Die passende Tagesausrüstung mit Regenschutz, Trillerpfeife, Wasserflasche, Verpflegung, warmer Mütze und langer Hose.*
- *Zusätzlich Mini-Überlebensbeutel, Metallfolie, Notration und (bei Kälte) Biwakmütze, Handschuhe und Ersatzsocken.*

Gruppenausrüstung

- *Karte und Kompass oder GPS (S. 38), Erste-Hilfe-Kasten, Taschenlampe und weitere Notrationen.*
- *Gruppen-Überlebensbeutel (S. 20–21) und (bei Kälte) Kocher, Brennstoff, Streichhölzer, Topf, Becher und Fertigsuppe.*

Mehrtägige Touren

Persönliche Ausrüstung

Die Ausrüstung sollte dem Gelände und dem zu erwartenden Wetter angepasst sein. Gehen Sie immer von der schlechtesten Entwicklung aus.

Stiefel

Ihr Schuhwerk sollten Sie sehr sorgfältig nach Qualität, Größe und Passform auswählen. Auf einem Marsch tragen Ihre Füße viel zur Freude, aber auch zur Sicherheit bei. Gehen Sie keine Kompromisse ein! Kaufen Sie am Nachmittag, nachdem Sie viel herumgelaufen sind: Dann haben sie etwa dieselbe Größe wie bei einer Wanderung. Die Stiefel sollten mit zwei

Ausrüstung für mehrtägige Touren

A
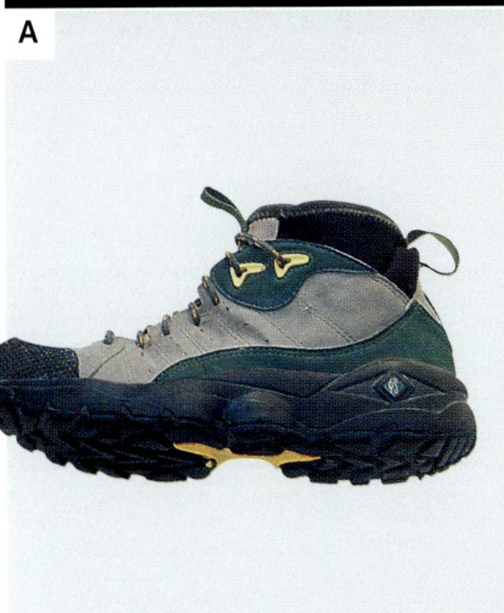
B
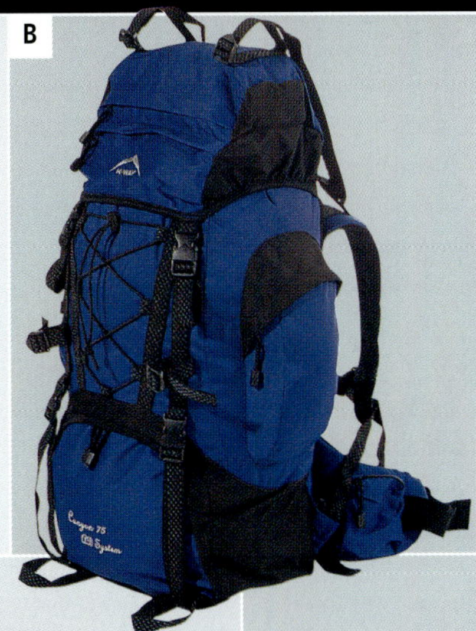
C
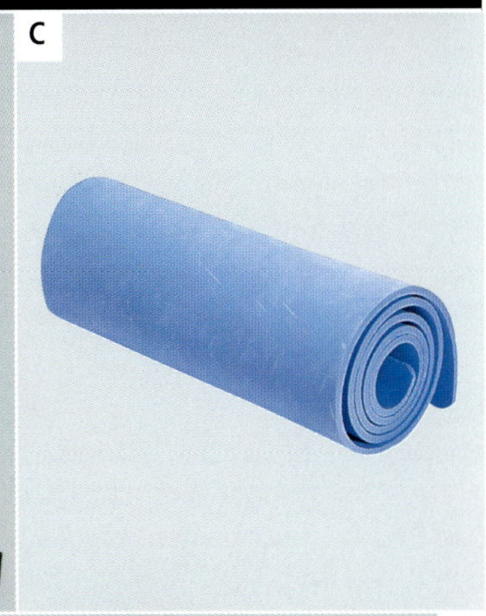
D
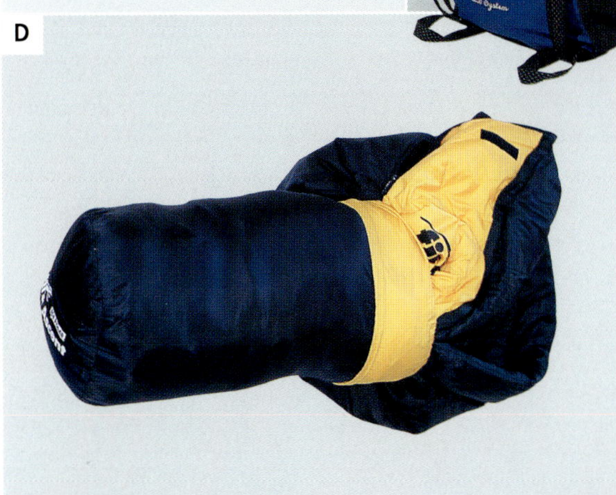
E
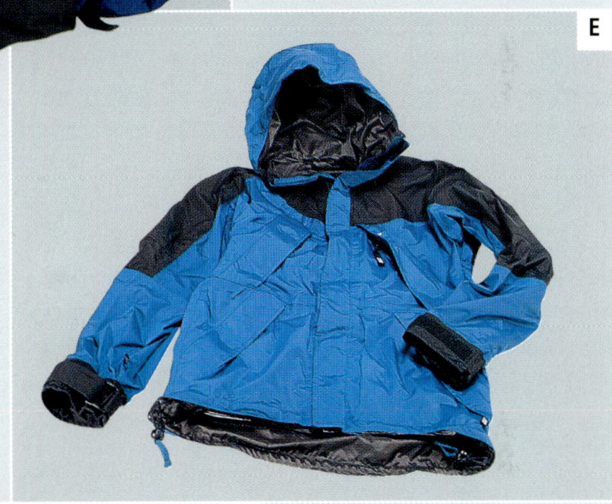
F
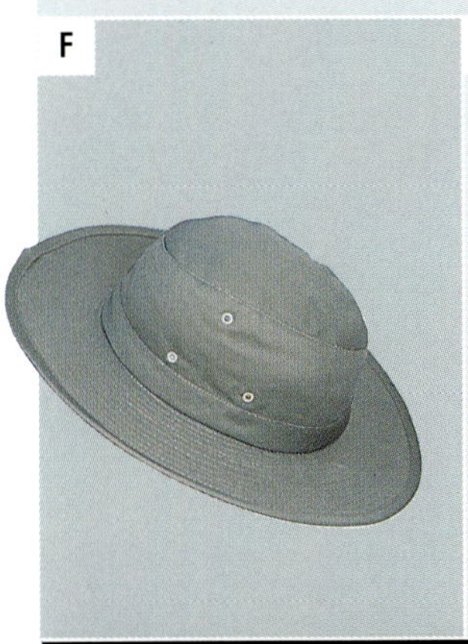
G
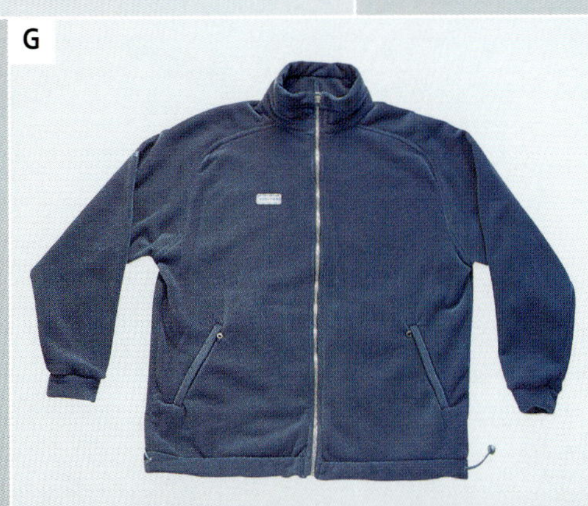
H
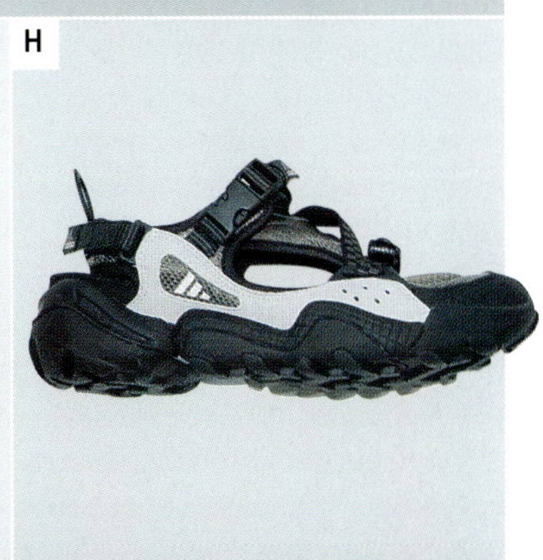

A ROBUSTE LEDERSTIEFEL MIT ATMUNGSAKTIVEM SYNTHETISCHEM OBERTEIL UND GUMMIERTER SPITZE.

B RUCKSACK MIT RIEMEN FÜR ZUSATZAUSRÜSTUNG, AUßENTASCHEN, INNENFÄCHERN UND ABNEHMBARER TAGESTASCHE.

C ISOLIERMATTE GEGEN BODENKÄLTE.

D SCHLAFSACK MIT KORDELZUGKAPUZE.

E WIND ABWEISENDE ÜBERJACKE AUS ATMUNGSAKTIVEM, LEICHTEM UND SCHNELL TROCKNENDEM GEWEBE.

F KHAKI-WÜSTENHUT MIT BREITER KREMPE.

G VLIESJACKE MIT HALSBUND.

H SANDALEN MIT GUMMISOHLENPROFIL LASSEN DEN FUSS ATMEN UND GEBEN HALT.

Paar Socken bequem sitzen – ein dünneres Paar innen und ein dickeres außen. Tragen Sie Ihre üblichen (guten) Socken, wenn Sie die Stiefel anpassen. Wunde Füße, Blasen und sich auflösende Stiefel können zu langen Verzögerungen führen. Behandeln Sie Lederstiefel mit einem weich machenden und Wasser abweisenden Mittel. Tragen Sie sie vor der Tour ein. Nehmen Sie Ersatzsocken mit, die Sie während des Marsches einwechseln, sowie Reserveschnürsenkel.

Rucksack

Er sollte zur Körpergröße passen, die gesamte Ausrüstung aufnehmen und robust und bequem sein. Dazu gehört auch ein gepolsterter Hüftgürtel, der ihn stabilisiert und den Druck auf die Schultern verringert. Ein Kinderrucksack darf nicht zu groß sein: Er verleitet nur dazu, zu viel mitzunehmen. Ihr fertig gepackter Rucksack sollte ein Viertel bis ein Drittel Ihres Körpergewichts nicht überschreiten.

Schlafsack

Er sollte den zu erwartenden Bedingungen der Tour angepasst sein: leicht, aber angenehm warm. Daunenschlafsäcke sind leicht und sehr warm, versagen aber, wenn sie nass sind. Synthetikfasern sind schwerer und sperriger, isolieren aber auch bei Nässe noch. In vielen Geschäften gibt es auch Kinderschlafsäcke.

Isoliermatten

Eine dünne, leichte Matte ist bequem und isoliert gegen die Feuchtigkeit und Kälte des Bodens. Einfache Rollmatten aus Schaumstoff reichen schon aus, aber aufblasbare Matten isolieren besser und sind bequemer.

Regenjacke

Ein guter Anorak schützt nicht nur vor Nässe, sondern auch vor Kälte und Wind. Nehmen Sie einen mit Kordelzugkapuze und so lang, dass er bis zu den Oberschenkeln reicht, aber trotzdem noch Bewegungsfreiheit lässt. Hochwertige »atmende« Stoffe wie Goretex halten Sie trockener als die üblichen Plastikjacken, weil sie den Schweiß verdunsten lassen. Auch ein guter Poncho kann Sie wirksam schützen.

Zusatzausrüstung

Jedes Gruppenmitglied sollte zusätzlich über Folgendes verfügen:

Stirnlampe: *eine kompakte, aber leistungsstarke Stirnlampe mit Ersatzbatterien und -birnen. Sie darf sich aber nicht zufällig im Rucksack einschalten (Batterien entfernen).*
Wasserflasche: *Selbst in wasserreichen Regionen sollte sie stets voll sein, sonst müssten Sie unterwegs das Wasser eventuell noch entkeimen.*
Warme Kleidung: *Das Wetter kann sich überraschend ändern. Trainingshosen, ein warmer Pullover und eine Mütze sind bei den meisten Wanderungen angeraten, bei Kälte zusätzlich Handschuhe und dergleichen. Nehmen Sie Ersatzkleidung mit (besonders Socken) für den Fall, dass Sie nass werden: Trocken fühlen Sie sich wohler!*
Weiterhin: *Becher, Topf, Besteck, Toilettenartikel, benötigte Medikamente und Mini-Überlebensbeutel (S. 20).*

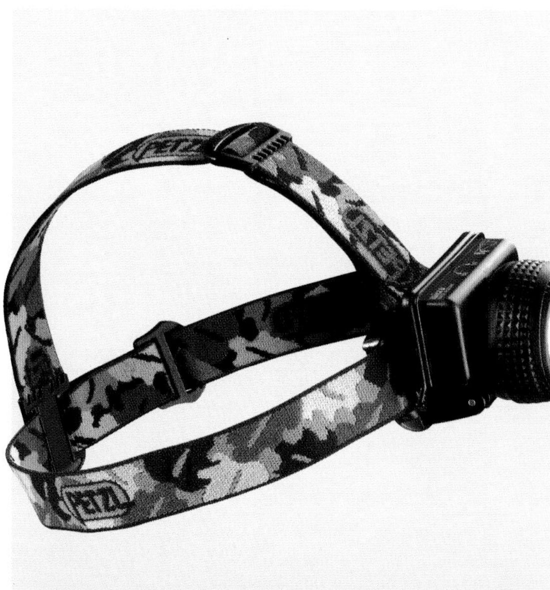

WÄHLEN SIE EINE STIRNLAMPE MIT BEQUEMEN KOPFBÄNDERN, STARKER LEUCHTKRAFT UND LANGER BRENNDAUER. ALS BIRNE EMPFIEHLT SICH TUNGSTEN, LED ODER HALOGEN.

Gruppenausrüstung

Je nach Tour und Gruppenstärke sollte an Folgendes gedacht werden:

Zelt
Die Wahl richtet sich nach dem Geldbeutel und der geplanten Verwendung. Nehmen Sie eines, das zu Ihrer Route passt. Qualitätszelte haben eine doppelte Außenhaut, sind leicht und verfügen über einen Gummiboden, Aluminiumstangen und robuste Reißverschlüsse.

Kompass
Ein guter Kompass, möglichst mit Leuchtzifferblatt, gehört dazu. Ein GPS-Empfänger (Global Positioning System = weltweites Ortungssystem) ist zwar teuer, für manche Touren aber nahezu unerlässlich.

Landkarten
Verlässliche topographische Karten des Maßstabs 1:50.000 (oder kleiner) sollten mit Folie überzogen oder in einer wasserdichten Tasche getragen werden.

Kocher und Brennstoff
Siehe S. 69 – und vergessen Sie nicht Töpfe und Streichhölzer!

Wasser und Verpflegung
Nehmen Sie leichte, aber nahrhafte Verpflegung mit ausreichender Reserve für Notfälle mit. Dazu Wasserentkeimungstabletten und/oder einen Wasserfilter – nur selten ist Naturwasser keimfrei. Viele neuere Filter sind hochwirksam (S. 57–59).

Erste-Hilfe-Kasten
Er sollte enthalten: Klebeband, Verbände, Pflaster, antiseptische Salbe, Schere, Pinzette, Latexhandschuhe und einige wichtige Medikamente (S. 84).

Spielkarten
Lange Wartezeiten belasten die Nerven und erzeugen Stress. Da beruhigen Spiele die Gruppe, besonders Kinder, und lenken von der Situation ab.

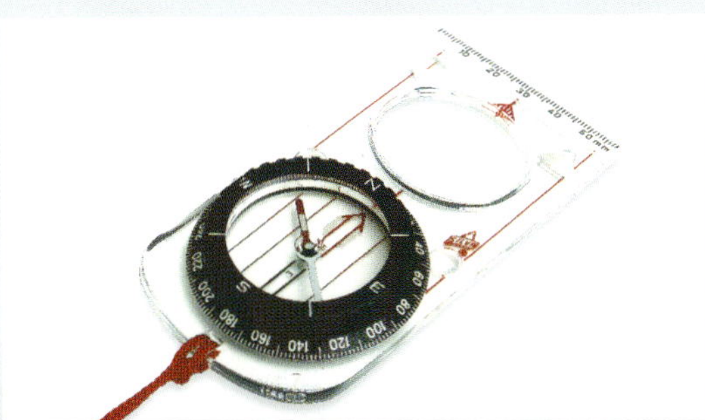

DER SILVA-KOMPASS IST EINER DER BESTEN.

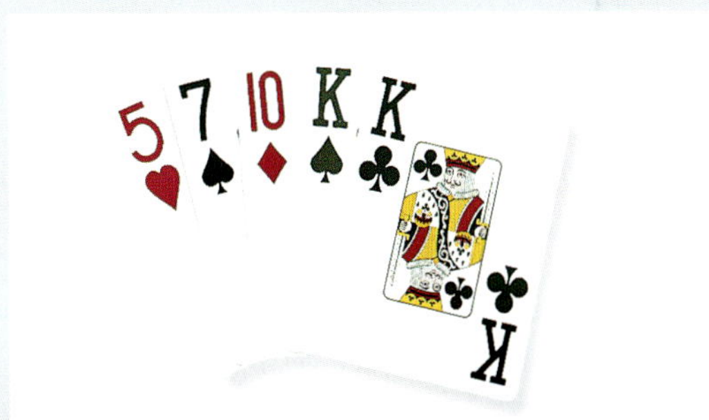

KARTENSPIEL ZUM ZEITVERTREIB.

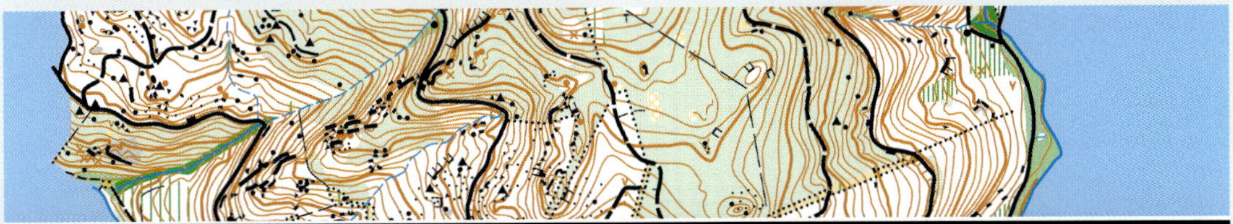

LANDKARTE IM MASSSTAB 1:50.000.

Überlebensbeutel

Persönliche Ausrüstung

Diese Überlebensgegenstände passen in einen kleinen wasserdichten Behälter und können leicht in der Tasche oder einem Beutel verstaut werden. Für Vielflieger: Sie passen auch in die Jackentasche oder die Aktenmappe. Jäger und Angler stecken sie gern in eine der vielen Taschen ihrer Weste.

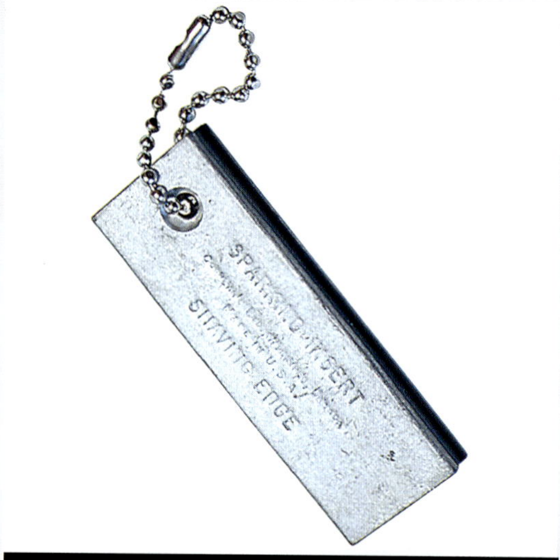

SPÄNE EINES MAGNESIUMBLOCKS BRINGEN DAS FEUER ZUM LODERN.

Unverzichtbar

- ***Trillerpfeife:*** *macht Suchtrupps aufmerksam. Meiden Sie Metallpfeifen – sie können an den Lippen festfrieren.*
- ***Reflektierende Metallfolie:*** *kompakte »Weltraumdecke«.*
- ***Wasserfeste Streichhölzer:*** *Fertig kaufen oder mit Wachs oder Nagellack imprägnieren.*

Empfehlenswert

- ***Kompass:*** *möglichst mit Leuchtzifferblatt.*
- ***Feuerstein:*** *mit Magnesiumblock.*
- ***Kerze:*** *als Lichtquelle oder zum Feuermachen.*
- ***Nadel und Faden:*** *zum Flicken von Kleidung und zum Entfernen von Splittern.*
- ***Sicherheitsnadeln:*** *zum Befestigen von Gegenständen und als Angelhaken.*
- ***Plastikbeutel:*** *muss zum Tragen robust sein; dient auch zum Wassersammeln beim Destillieren.*
- ***Angelhaken:*** *für kleine bis mittelgroße Fische (Größe 5); dazu erbsengroßes Senkblei.*
- ***Dünner Draht:*** *für Schlingen und Fallen und zum Reparieren von Schuhen.*
- ***Flexible Säge/Drahtsäge:*** *eingefettet in Plastikbeutel aufbewahren; kann größere Äste abtrennen.*
- ***Lupe:*** *zum Feuermachen mit Zunder.*
- ***Taschenmesser:*** *Typ »Schweizer Armee«, einfachere Ausführung.*

Medizinische Grundausstattung

Sie umfasst wichtigste Medikamente und Gegenstände, die klar beschriftet und in Plastik verpackt sind. Verfalldaten beachten! Zu empfehlen sind:

- ***Schmerzmittel:*** *Paracetamol und/oder Kodeinphosphate.*
- ***Anti-Durchfallmittel:*** *Immodium oder Vergleichbares.*
- ***Antihistamine:*** *Phenergan gegen Insektenstiche und -bisse sowie Allergien.*
- ***Latex-Handschuhe:*** *zum Schutz von Patient und Ersthelfer.*
- ***Wundklammern:*** *unverzichtbar zum Klammern einer Wunde.*
- ***Heftpflaster:*** *möglichst wasserfest und in verschiedenen Größen.*
- ***Skalpell:*** *zum Entfernen toter Haut und für viele andere Zwecke.*

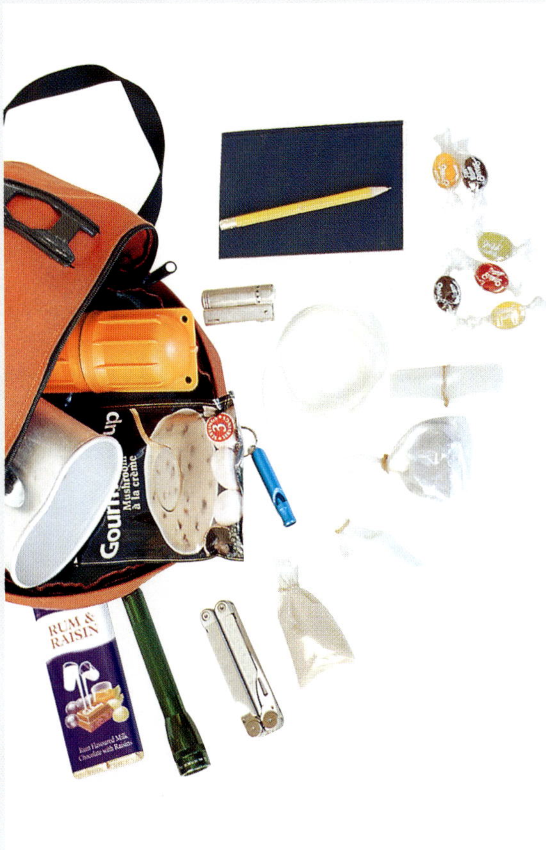

Gruppenausrüstung

Tragen Sie diese Gegenstände in einem einzigen Überlebensbeutel (kompakt, wasserdicht, aus robustem Material und mit solider Befestigung) mit sich. So kann er leicht in einem Fahrzeug, Flugzeug, Kanu oder Rucksack verstaut werden.

Unverzichtbar

- ***Kochgeschirr:*** *Zum Verpacken von Gegenständen und zum Kochen; aus rostfreiem Stahl oder Aluminium mit klappbarem Griff. Poliert kann es auch als Signalspiegel dienen.*
- ***Taschenmesser:*** *Das vielseitige Taschenmesser der Schweizer Armee ist gut, allerdings verfügen so genannte Multitools (Mehrzweckwerkzeuge) auch über eine Zange.*
- ***Brennstofftabletten:*** *für kleine, klappbare Kocher; dienen auch dem Feuermachen.*
- ***Taschenlampe:*** *klein, mit Ersatzbatterien und -birne. Neue, kompakte LED-Modelle (Light Emitting Diode) leuchten mehr als 100 Stunden mit zwei kleinen Batterien.*
- ***Notnahrung:*** *Teebeutel, etwas Zucker, Milchpulver und Fertigsuppen.*

Empfehlenswert

- ***Reflektierende Metallfolie:*** *(»Weltraumdecke«), robust, mit verstärkter Nylonrückseite, möglichst in Rot für Signalzwecke.*
- ***Mini-Leuchtkörper:*** *besonders benötigt auf See oder in abgelegenen Regionen, mindestens ein Satz in wasserdichtem Behälter. Verfalldatum beachten!*
- ***Taschenfeuerzeug:*** *bei Wind oder Nässe besser als Streichhölzer. Regelmäßig auswechseln – sie rosten und lecken dann.*
- ***Dünner, strohhalmdicker Plastikschlauch:*** *etwa 50 cm lang, zum Wasserzapfen; auch als Aderpresse.*
- ***Energiespender:*** *Schokolade oder andere Süßigkeiten.*
- ***Plastikbeutel:*** *oder starke Plastikbahn, dient als Poncho oder Überlebensbeutel.*
- ***Papier und Bleistift:*** *zum Kartenzeichnen und Übermitteln oder Hinterlassen von Nachrichten.*

Dem Gelände entsprechende Ausrüstung: Gebirge

Persönliche Ausrüstung

Jedes Umfeld stellt eigene Anforderungen. Für das Hochgebirge oder kalte und schneereiche Regionen brauchen Sie zusätzlich:

- ***Eispickel:*** *mit langem Stiel für vereiste Hänge; mit Leine am Gürtel oder Geschirr zu befestigen.*
- ***Skistöcke:*** *sind bergauf wie bergab oft nützlicher als Eispickel; entlasten zudem die Knie.*
- ***Warme Vliesbekleidung:*** *nach dem Schichtprinzip (S. 52) zu tragen.*
- ***Mütze:*** *verringert Wärmeverlust am Kopf.*
- ***Handschuhe:*** *nach dem Schichtprinzip – innen dünne, darüber dickere aus Wolle oder Vlies, außen wasserdichte Handschuhe.*
- ***Gamaschen:*** *aus Tuch oder Nylon; verhindern, dass Schnee oder Regen von oben in die Stiefel eindringt.*
- ***Überhosen:*** *wind- und wasserdichte lange Hosen oder Latzhosen; halten die Beine trocken und warm.*
- ***Sonnenbrille:*** *zum Schutz der Augen vor gleißender UV-Strahlung in größeren Höhen (Schneeblindheit).*

Gruppenausrüstung

Dazu gehören meist ein gutes Kletterseil und einige Schlingen sowie spezielle Fels- und Eis-Kletterausrüstung. Üben Sie diesen Sport nur zusammen mit einem Experten aus!

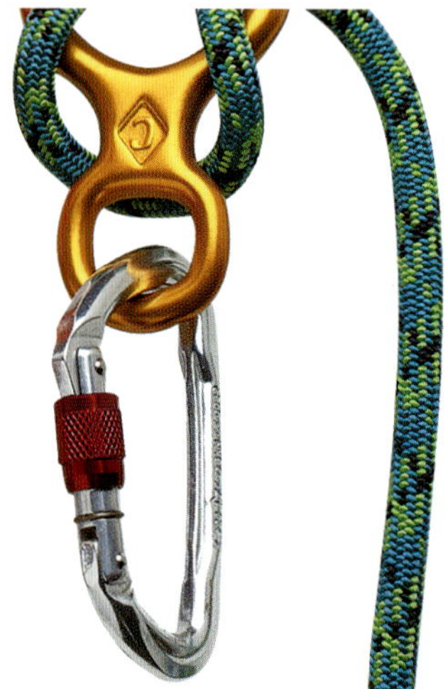

KARABINERHAKEN GEHÖREN ZU JEDER BERGTOUR.

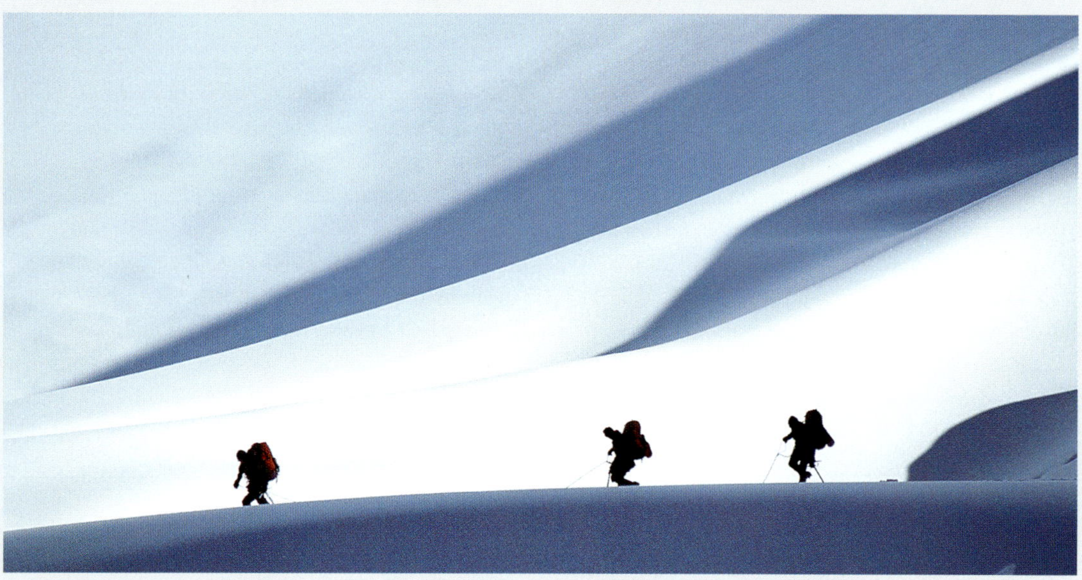

Höhlen

Persönliche Ausrüstung

Packen Sie diese Ausrüstung in eine robuste Umhängetasche.

- ***Bekleidung:*** *robuste Hose und langärmeliges Hemd oder Overall fürs Kriechen, dazu stabile Stiefel oder Schuhe. Da Höhlen nur selten sehr kalt sind, reicht meist Polypropylen-Unterwäsche unter dem Overall.*
- ***Helm:*** *harte, schützende Kopfbedeckung oder verstärkte Mütze, nicht jedoch Hut mit breiter Krempe, die die Sicht nach oben behindert.*
- ***Stirnlampe:*** *lässt Ihnen die Hände frei; kann mit Klebeband am Helm befestigt werden.*
- ***Reserve-Taschenlampe:*** *kleine LED-Modelle (S. 21) sind ideal.*
- ***Batterien und Birnen:*** *mindestens ein Reservesatz Batterien (besser: zwei) und eine Ersatzbirne.*
- ***Verpflegung und Wasser:*** *kleine Mengen Schokolade, Energieriegel und Trockenfrüchte; dazu stets eine volle Wasserflasche.*

Gruppenausrüstung

- ***Kerzen und Streichhölzer:*** *als Notbeleuchtung und zur Markierung des Rückwegs. Entfernen Sie alle Spuren von Wachs oder Streichhölzern; stellen Sie sie nicht dort auf, wo sie empfindliche Höhlenformationen beschädigen könnten.*
- ***Kompass, Bleistift und Papier:*** *um alle Abzweigungen und Richtungen beim Erkunden der Höhle zu notieren.*
- ***Seil:*** *spezielles »statisches« Höhlenseil, das Batteriechemikalien gegenüber unempfindlicher ist als normale Kletterseile; sichert Höhlenforscher an abfallenden Hängen oder zieht sie durch enge Durchgänge. Vorsicht: Höhlenklettern ist eine spezielle Sportart nur für Experten!*
- ***Starke Schnur, Nylonschnur:*** *markiert in unübersichtlichen Höhlen Ihre Route; am Eingang sicher zu befestigen und bei Verlassen der Höhle mitzunehmen.*
- ***Erste-Hilfe-Kasten:*** *für kleinere Kratzer und Abschürfungen.*

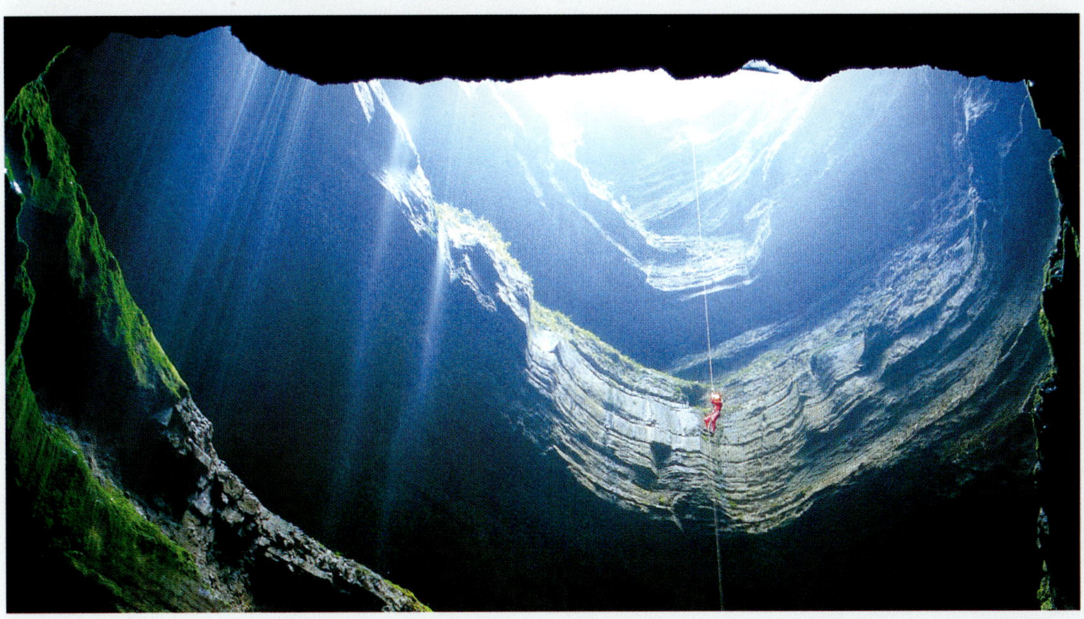

Wüste

Persönliche Ausrüstung

- ***Bekleidung:*** *locker anliegend aus leichter Wolle; heller Stoff reflektiert Hitze; lange Hosen und lange Ärmel schützen vor Sonne.*
- ***T-Shirt:*** *saugt Schweiß auf und verdunstet ihn.*
- ***Hut:*** *breitkrempig mit Belüftungslöchern.*
- ***Sonnenbrille:*** *filtert UVA- und UVB-Strahlung und schützt die Augen vor gleißender Helligkeit.*
- ***Jacke:*** *warm und winddicht – für drastischen Temperaturabfall nach Sonnenuntergang.*
- ***Sonnencreme:*** *mit Schutzfaktor 30 oder höher.*

Gruppenausrüstung

- ***Viel Wasser:*** *bei jeder Wüstendurchquerung (auch auf guten Straßen) erforderlich!*
- ***Plastiksegel oder Isoliermatte:*** *spendet tagsüber Schatten und nachts zusätzliche Wärme; sammelt Wasser durch Kondensation oder an Pflanzen.*
- ***Spaten:*** *zum Freischaufeln aus losem Sand.*
- ***Kfz-Ersatzteile:*** *Werkzeug, Reifen und wichtige Motor-Ersatzteile; Reservekraftstoff, Keilriemen, Kühlerschlauch, Sicherungen, Zündkerzen, Zündverteiler und Kondensator für abgelegene Gebiete.*
- ***Verpflegung:*** *für mindestens drei Tage.*

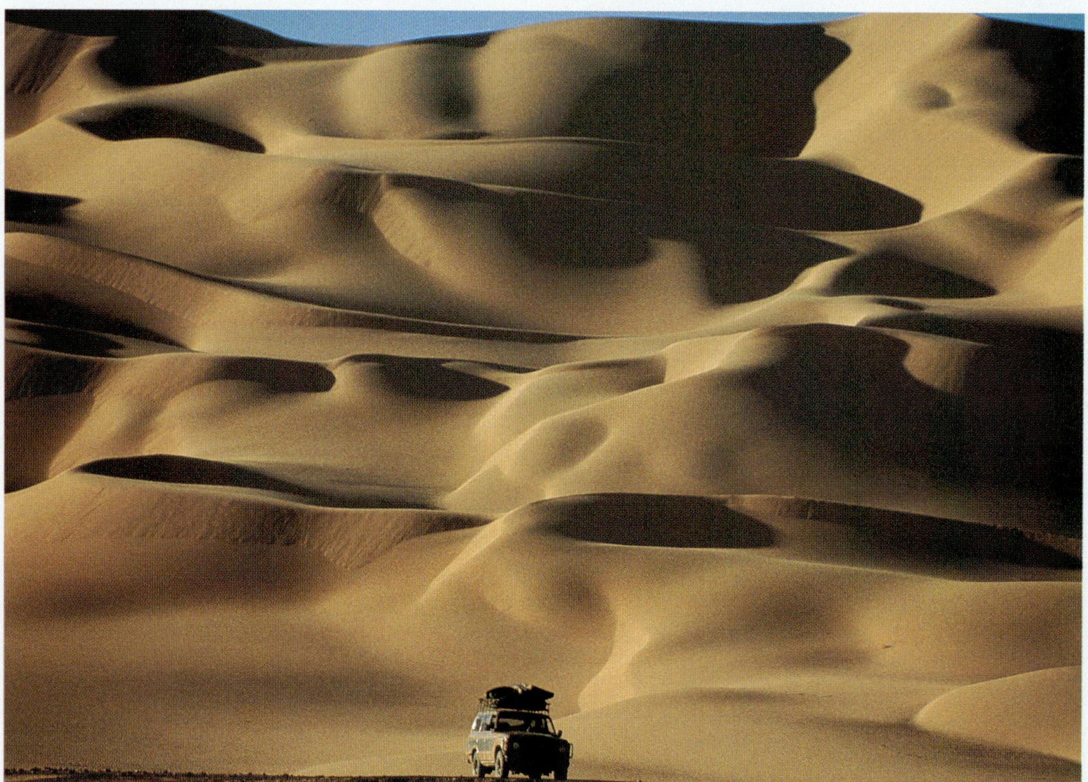

Dschungel und tropische Regionen

Persönliche Ausrüstung

- ***Bekleidung:*** *im Wesentlichen wie für die Wüste, nur strapazierfähiger.*
- ***Schnürhose:*** *hält Blutegel und andere Kriechtiere fern (Gummiband genügt schon).*
- ***Moskitonetz für den Hut:*** *wichtig; wird bei Bedarf angebracht (bei der Rast oder am Abend).*
- ***Insektenschutz:*** *wichtig; für Hände, Arme und andere bloße Körperteile – nicht jedoch für die Stirn und um die Augen.*
- ***Anti-Malaria-Mittel:*** *vor Besuch betroffener Zielgebiete Beratung durch Arzt oder Klinik.*
- ***Moskitonetz:*** *wird nachts über das Bett gehängt; wirkungsvoller Schutz vor Moskitostichen.*

Gruppenausrüstung

- ***Erste-Hilfe-Kasten:*** *Wunden entzünden sich in den Tropen sehr schnell; Wunde mit sterilem, wasserdichtem Verband bedecken; Anti-Fußpilz-Mittel mitnehmen.*

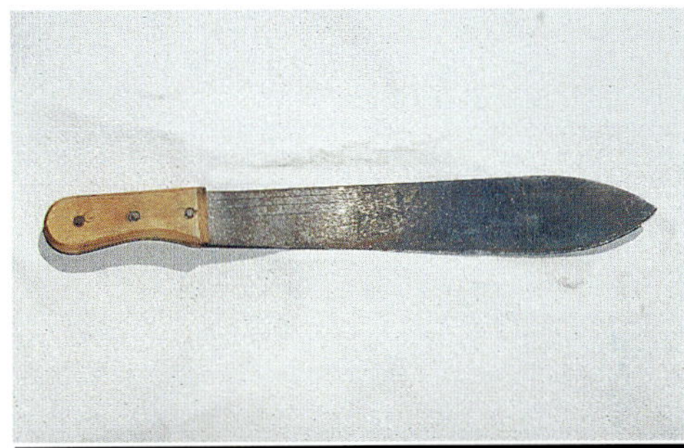

ZUR GRUPPENAUSRÜSTUNG GEHÖRT AUCH EINE MACHETE ODER EIN LANGES MESSER: DAMIT KANN MAN VEGETATION ENTFERNEN.

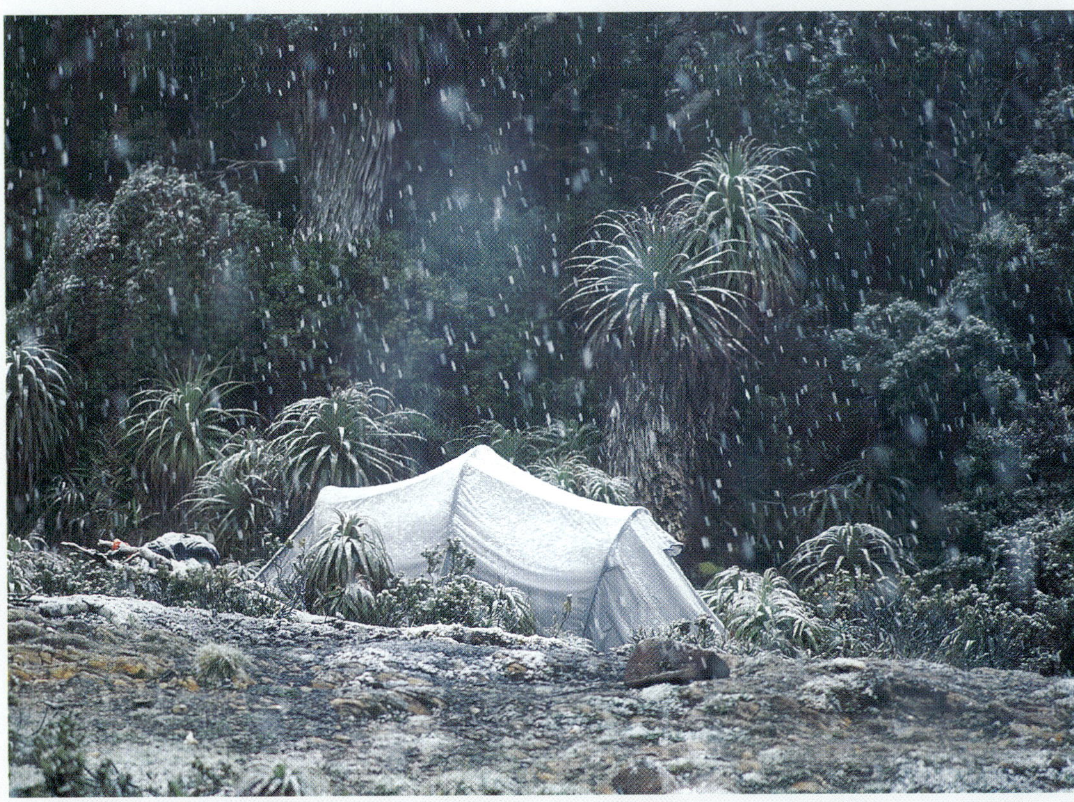

Auf See

Hochseeschiffe sind gesetzlich verpflichtet, eine gewisse Rettungs- und Notfallausrüstung mitzuführen, so etwa Rettungsboote (oder Schwimmwesten auf kleineren Booten), Funkgerät, Leuchtkörper und oft auch Rettungsbaken.

Persönliche Ausrüstung

- ***Warme, wasserdichte Jacke:*** *Kälte kann bei einer längeren Fahrt auf dem Wasser gefährlich werden.*
- ***Schwimmweste:*** *Für jedes Besatzungsmitglied; jeder sollte ihren Gebrauch kennen.*
- ***Taschenlampe:*** *Stark und kompakt; nachts leicht zu sehen, kann an der Schwimmweste befestigt werden; brennt je nach Batterie zwischen acht und 48 Stunden; Batterien regelmäßig überprüfen und ersetzen.*

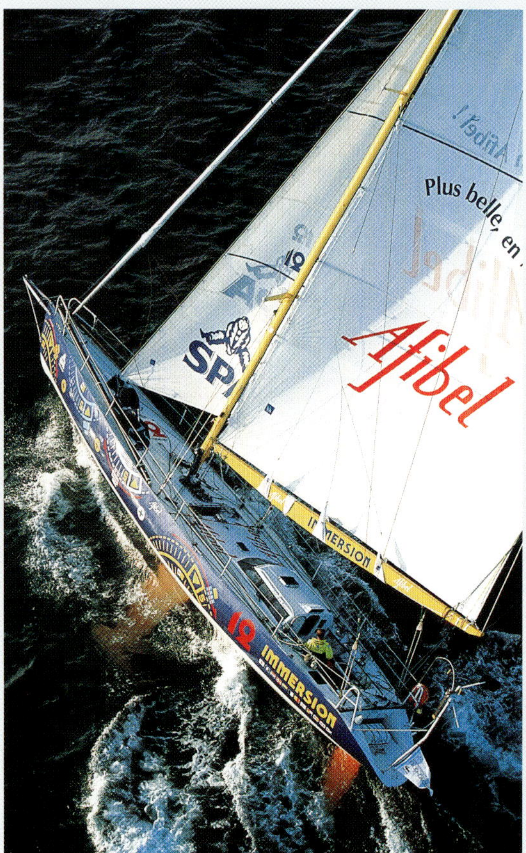

Gruppenausrüstung

- ***Schlauchboot oder Rettungsfloß:*** *meist leicht aufblasbar; aus grobem Segeltuch oder Gummi; stabil mit vielen Griffen zum Festhalten und möglichst mit eigener Überdachung; mit Überlebensgrundausstattung (auch Wasser und Verpflegung) an Bord.*
- ***Überlebensbeutel:*** *(S. 20–21); stets griffbereit.*
- ***Leuchtkörper:*** *sowohl Fallschirm- als auch Hand- oder Rauch-Leuchtkörper; Verfalldaten überprüfen.*
- ***Wasserdichter Behälter:*** *für persönliche Dinge sowie Notverpflegung, wasserfeste Streichhölzer, Karten und Leuchtkörper.*
- ***Treibanker:*** *am Heck zu befestigen; verringert die Abdrift.*
- ***Fischhaken und Käscher:*** *für den Fischfang; Hakenspitze mit einem Korken oder ähnlichem Material sichern.*
- ***Schnur:*** *starkes Nylonseil; findet an Bord vielerlei Verwendungen.*

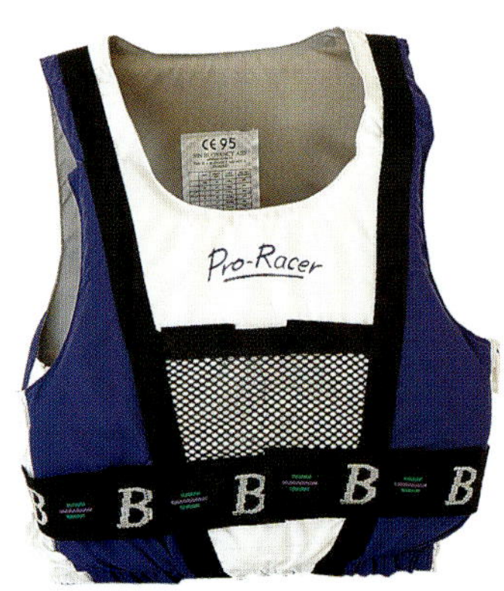

RETTUNGSWESTEN AN BORD SIND UNVERZICHTBAR.

Werkzeug-Grundausstattung

Handelsübliches Werkzeug

Nehmen Sie es in den Dschungel oder in abgelegene Regionen mit; bewahren Sie es im Fahrzeug auf.

- ***Fahrtenmesser:*** *dessen Metallkörper sich durch den Griff erstreckt – dann ist es auch noch benutzbar, wenn der Holz- oder Plastikgriff abbricht; mit Scheide zum Sichern und Gürtelschlaufe. Auch hochwertige Taschenmesser haben sich bewährt.*
- ***Kukri, Parang oder Machete:*** *Mittelding zwischen Messer und Axt; dient zum Jagen, Holzschlagen und Entfernen von Vegetation.*
- ***Axt:*** *im Busch eines der wertvollsten Werkzeuge; vorsichtig damit umgehen.*

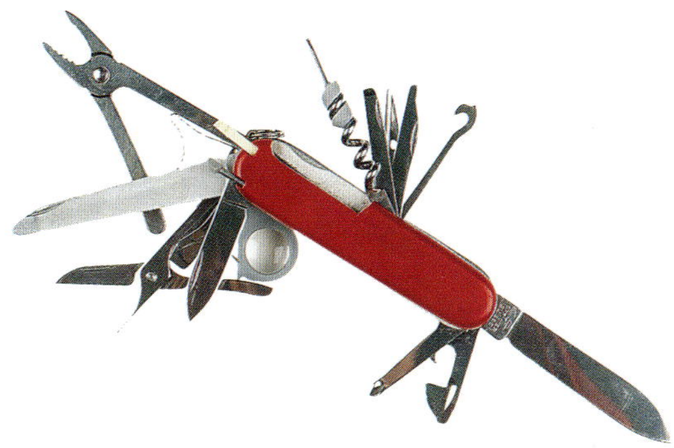

EIN KLAPPBARES MEHRZWECK-TASCHENMESSER IST FÜR DIE WILDNIS EMPFEHLENSWERT.

Selbst gefertigtes Werkzeug

Werkzeug kann aus den verschiedensten Materialien hergestellt werden, so etwa aus Glas, Metall oder harten Autoteilen aus Plastik. Einige Anregungen sind unten angeführt – aber wie in allen Notlagen ist »improvisieren« das Schlüsselwort.

Steinwerkzeug

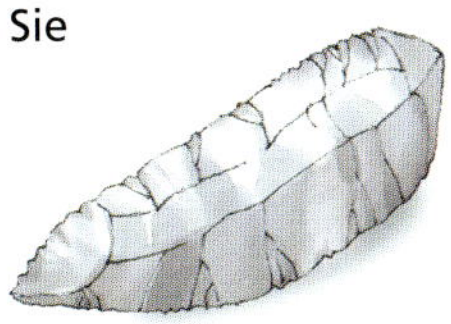

Mit kleineren Steinen können Sie aus einem Felsbrocken Splitter herausbrechen und Werkzeug wie der vorgeschichtliche Mensch herstellen. Kleinere Splitter können Sie auch aus Knochen oder Hartholz anfertigen. Die Splitter dienen dann als Axt, Messer, Schaber oder Speerspitze. Schweres, glattes Gestein wie Obsidian oder Feuerstein eignet sich am besten.

Holzwerkzeug

Ein Holzspeer ist eine wirksame Waffe; härten Sie seine Spitze, indem Sie sie mehrfach einige Sekunden im Feuer drehen und dann wieder abkühlen lassen.

Glaswerkzeug

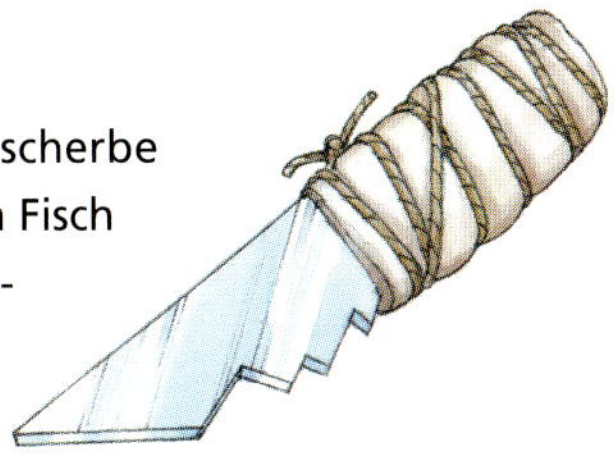

Wickeln Sie eine Glasscherbe in Leder oder Stoff, um Fisch oder Fleisch zu zerlegen. Um die Scherbe herzustellen, wickeln Sie eine Glasflasche in ein Tuch und schlagen sie fest auf eine harte Oberfläche. Öffnen Sie das Tuch und wählen Sie eine lange Scherbe mit scharfer Kante und starkem Ende als Griff. Der Griff muss gut abgedeckt sein, damit Sie sich nicht verletzen.

Bambuswerkzeug

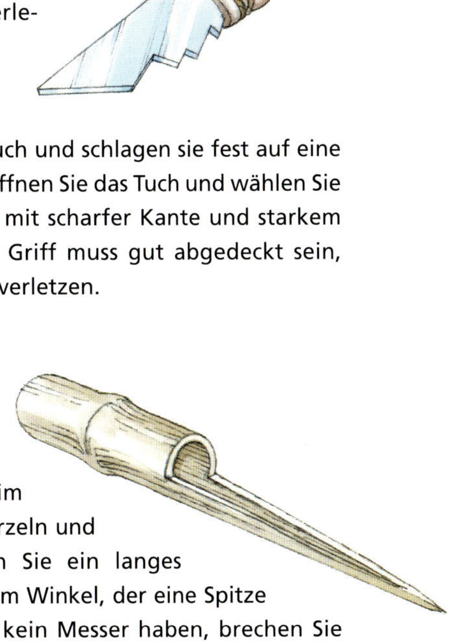

Ein Bambusspeer bewährt sich bei der Jagd auf kleinere Tiere und beim Ausgraben von Wurzeln und Knollen. Schneiden Sie ein langes Bambusrohr in einem Winkel, der eine Spitze erzeugt. Wenn Sie kein Messer haben, brechen Sie das Rohr über einem Ast oder Stein, bis eine scharfe Spitze entsteht; schärfen Sie sie weiter durch Reiben auf einer rauen Oberfläche.

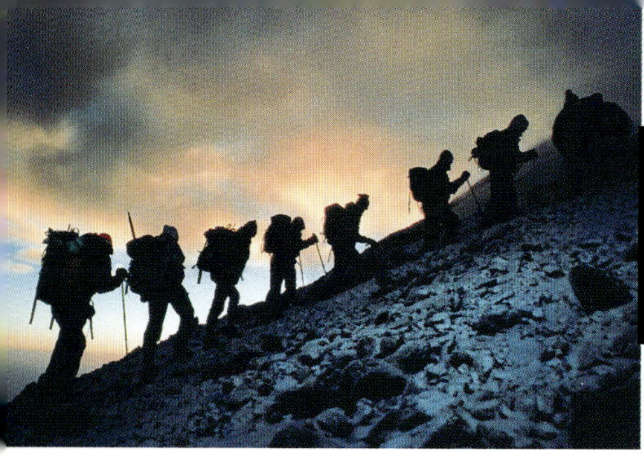

Marsch

In einer Notlage sollten Sie den Aufbruch als letzten Ausweg ansehen – es sei denn, dass es erdrückende Gründe gegen ein Verbleiben gibt, dass eine zweifelsfreie Route zur Rettung besteht oder Sie sich sicher sind, dass Rettungstrupps Sie an Ihrem derzeitigen Standort kaum finden werden.

Bleiben oder Aufbrechen?

Stellen Sie sich vor einer Entscheidung folgende Fragen:

- Ist ein Transportmittel (Auto, Flugzeug, Boot) vorhanden? Dann bleiben Sie besser in seiner Nähe – es ist leichter zu finden als eine Gruppe oder ein Einzelner zu Fuß.
- Kennt irgendjemand Ihren jetzigen Standort? Hat irgendjemand Kenntnis von Ihrer Route? Haben Sie sich weit von Ihrer geplanten Route entfernt?
- Wissen Sie, wo Sie jetzt sind in Bezug auf Ihre Originalroute, eine Straße oder eine andere Form der Zivilisation? Oder laufen Sie blind in eine beliebige Richtung los?
- Ist das Gelände den Fähigkeiten der Gruppe angemessen? Oder sind die potenziellen Gefahren so hoch, dass ein Aufbruch unklug erscheint?
- Bei Verletzungen: Wie ernst sind sie? Sind die Verletzten transportfähig? Wie sollen sie transportiert werden?
- Was haben Sie an Verpflegung, Wasser und Ausrüstung vorrätig? Wie lange wird das reichen?
- Hat irgendjemand spezielle Bedürfnisse etwa nach bestimmten Medikamenten (bei chronischen Krankheiten wie Diabetes oder Bluthochdruck)?
- Empfiehlt es sich, die Gruppe aufzuteilen? Kann man einige Mitglieder um Hilfe losschicken und den Rest der Gruppe hier lassen?

GEGENÜBER: SIE MÜSSEN SORGFÄLTIG ABWÄGEN, OB SIE AUF EVENTUELLE RETTUNG WARTEN ODER AUFBRECHEN WOLLEN UND DAMIT DIE GEFÄHRDUNG VON GRUPPENMITGLIEDERN RISKIEREN.

Vorteile: Bleiben

- *Marschieren kostet Kraft – beim Verbleiben reichen die Vorräte länger.*
- *Sie können bessere Unterstände anlegen.*
- *Die Risiken sind bekannt – unbekanntes Gelände birgt unbekannte Gefahren.*
- *Sie können Signale für Rettungstrupps vorbereiten wie etwa Rauchzeichen.*
- *Verletzten, alten oder kranken Gruppenmitgliedern bleiben die Strapazen eines Marsches erspart.*

Vorteile: Aufbrechen

- *Anderswo finden sich vielleicht bessere Unterstände sowie Wasser und Nahrung.*
- *Wenn Rettung länger ungewiss bleibt und die Vorräte zur Neige gehen, hilft Bewegung über den Tag.*
- *Wenn das Lager längere Zeit besteht, können sich die hygienischen Zustände verschlechtern.*
- *In großen Höhen ist ein Abstieg aus gesundheitlichen Gründen ratsam.*
- *Psychologisch ist es für die Gruppe besser, etwas zu unternehmen als herumzusitzen und zu warten.*

Entscheidung: Aufbrechen!

Nehmen Sie alles mit, was noch von Nutzen sein könnte – schlachten Sie Ihr Fahrzeug aus. Teilen Sie allen Mitgliedern für den Fall, dass jemand verloren geht, die beabsichtigte Route mit. Hinterlassen Sie potenziellen Rettern eine klare Nachricht mit Marschrichtung und Aufbruchszeit.

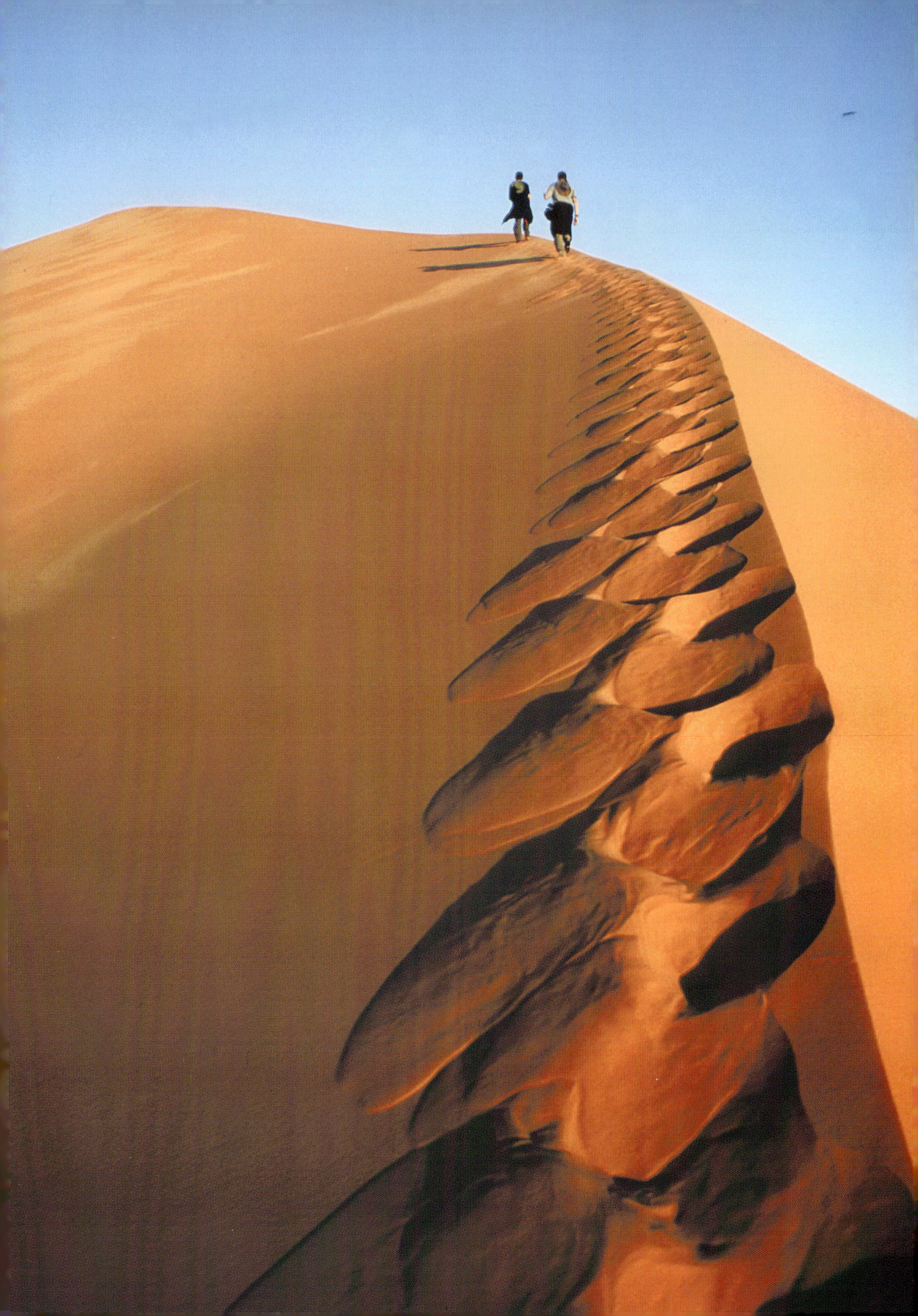

Wenn Sie keine Karte haben und nicht genau wissen, wo Sie sind, ist es oft am besten, einem Wasserlauf zu folgen. Die meisten Flüsse führen irgendwann zu einem See oder zum Meer, wo es dann auch Siedlungen gibt. Versuchen Sie, je nach Gelände der allgemeinen Richtung des Flusses zu folgen. Wenn er sich weitet, bietet sich der Floßtransport an.

Wenn Sie als Gruppe unterwegs sind: Bleiben Sie zusammen. Bei großen Alters- oder Fitnessunterschieden oder mit Verletzten ist das schwierig – mehr noch bei Nebel, Schneetreiben, Regen oder bei Nacht. Dann sind Organisation und Disziplin gefragt – aber nicht immer leicht durchzusetzen!

Etwas vor der Gruppe laufen ein oder zwei Pfadfinder, die Hauptgruppe folgt dem Führer. Teilen Sie jemanden als »Schlusslicht« ein, der sicherstellt, dass keine Nachzügler zurückbleiben. Die Pfadfinder dürfen den Sicht- oder Horchkontakt mit der Gruppe nicht verlieren und jedes Mitglied hält steten Kontakt mit der Person hinter und vor ihm.

Halten Sie regelmäßig und zählen Sie die Gruppe ab. Jedes Mitglied sollte wissen, wie es sich verhalten soll, wenn es von der Gruppe getrennt wird. Im Normalfall bedeutet das, anzuhalten, zu warten und gelegentlich zu rufen. Wenn jeder eine Trillerpfeife dabeihat, vergrößert das die Chancen, jemanden zu finden.

Eine kleine Gruppe schnellerer und kräftigerer Mitglieder kann vorauseilen und nach Wasser, Nahrung und Unterschlupf suchen. Dann jedoch muss sie ihre Route gut markieren: indem sie Kerben in Bäume schlägt, Knoten ins Gras knüpft, Stöcke oder Steine in Mustern am Boden auslegt oder Stoff an auffälligen Bäumen oder Felsen anbringt. Bedenken Sie aber, dass das, was Sie für eine deutliche Markierung halten, den Nachfolgenden vielleicht nicht ins Auge fällt, besonders bei Regen oder Schnee: Gehen Sie also zurück, laufen Sie auf Ihre Markierung zu und überprüfen Sie, ob sie wirklich klar erkennbar ist.

In schwierigem Gelände müssen Sie überwachen, ob es Gruppenmitglieder gibt, die erschöpft sind. An steilen Hängen fassen sich alle mit einem festen Handgelenkgriff an, da die Sicht eingeschränkt ist und man die Gefahr einer jähen Steilwand nicht immer rechtzeitig erkennen kann.

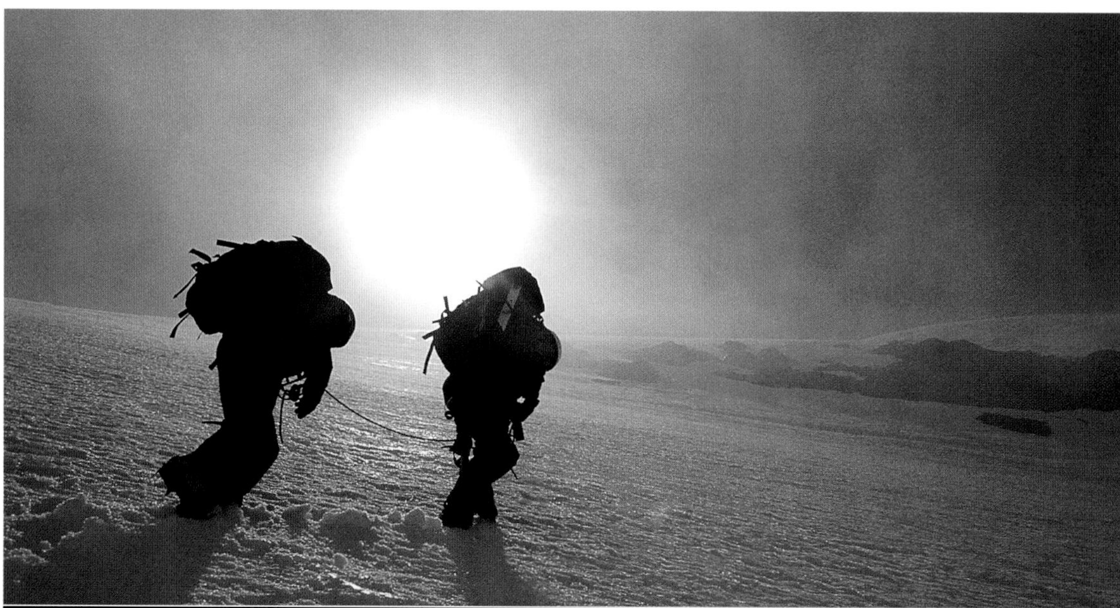

BEI SCHLECHTER SICHT IST DIE GEFAHR GROSS, GETRENNT ZU WERDEN. DAS KANN MAN VERHINDERN, INDEM SICH DER FÜHRER EIN SEIL UM DIE TAILLE BINDET, AN DEM SICH DIE ANDEREN FESTHALTEN – SO BLEIBEN SIE ZUSAMMEN.

»Marscherleichterung«

Behelfs-Tragegestelle, -Rucksäcke und -Schlitten kann man aus Ästen und Schnur anfertigen. Wenn Ihr Marsch voraussichtlich länger dauert oder große Entfernungen überwindet, jemand verletzt ist oder sperrige Gegenstände zu transportieren sind, bauen Sie sich eine Tragegestell oder einen Schlitten. Der Stockschlitten lässt sich am leichtesten herstellen, während der Rundschlitten viel leichter zu ziehen ist, besonders auf Schnee, Eis oder glattem Boden.

Improvisierter Rucksack

Sie binden Zweige zu einem Tragegestell zusammen, dann wickeln Sie Ihr Gepäck in eine Isoliermatte oder ein großes Kleidungsstück und binden es an das Gestell. Wickeln Sie Kleidung um das Gestell als Polster für Rücken und Hüften. Als Trageriemen nehmen Sie das breiteste verfügbare Band.

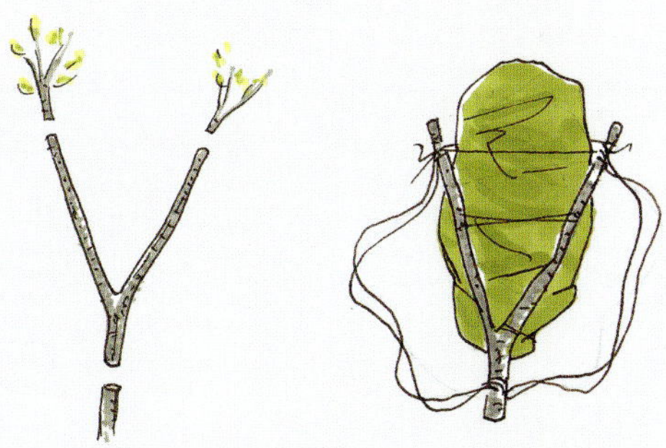

Hudson-Bay-Rucksack

In die diagonal gegenüberliegenden Zipfel eines quadratischen Tuches oder einer Ölhaut binden Sie mit starker Schnur Steine oder Holzstücke. Dann rollen Sie Ihr Gepäck der Länge nach in das Tuch und verbinden die beiden Stein-Enden mit weiterer Schnur. Legen Sie sich den Hudson über den Rücken oder binden Sie sich ihn um die Taille.

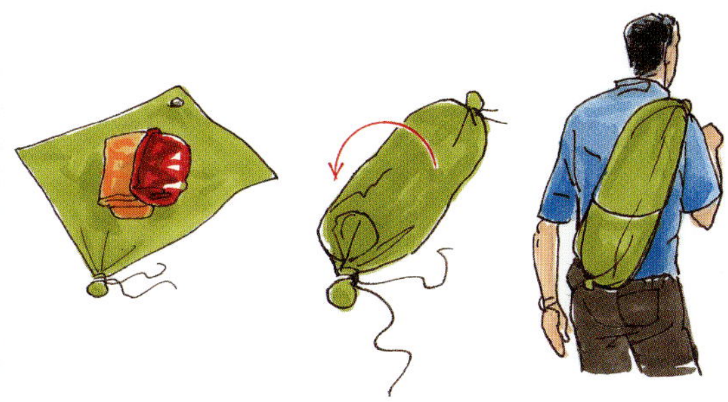

Stockschlitten

Verwenden Sie zwei lange Stöcke oder zwei Tragegestelle, deren Enden über den Boden schleifen. Die parallelen Kufenstöcke können Sie durch die Ärmel einer Jacke oder eines Hemdes stecken oder über Querstöcke miteinander verbinden.

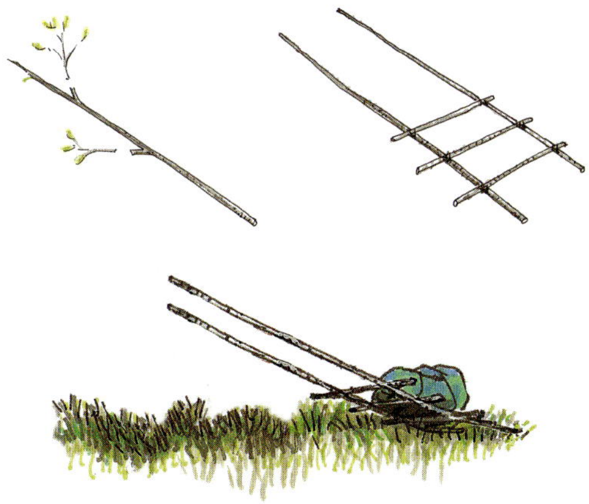

Rundschlitten

Biegen Sie die Kufenstöcke an ihren Enden in die Höhe, verbinden Sie sie mit einer horizontalen Strebe, die Sie wiederum über je zwei kräftige Äste mit dem Schlittenkörper verbinden. An steilen Hängen können Sie ihn bremsen, indem Sie an einem am Heck befestigten Seil ziehen.

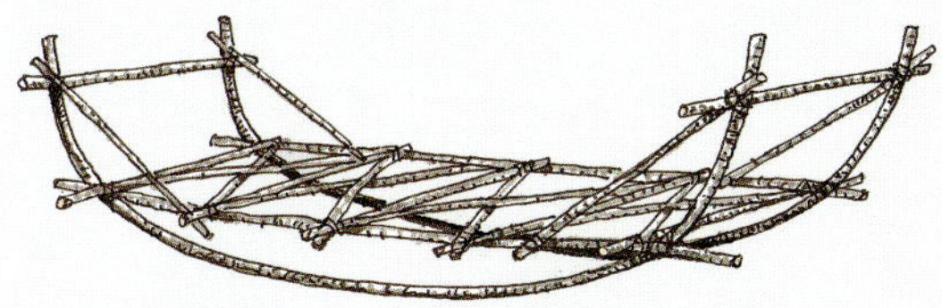

Nachtmärsche

Sie sollten nur unternommen werden bei medizinischen Notfällen, in Wüstengebieten, wo man tagsüber kaum marschieren kann, sowie auf Schnee oder Gletschern, die sicherer werden, wenn es nachts friert.

Taschenlampen machen das unmittelbare Vorankommen sicherer und einfacher, mit ihnen können Sie aber nicht in die Ferne sehen und nur schlecht auf Kurs bleiben. Warten Sie eine Weile, bevor Sie aufbrechen: Ihr Nachtsehvermögen braucht über eine halbe Stunde, um sich voll zu entwickeln. Dieses nächtliche Sehvermögen kann durch helles Licht – schon durch ein aufflammendes Streichholz – blitzartig zerstört werden. Wenn Sie Licht brauchen, um etwa eine Karte zu lesen oder aus einem anderen wichtigen Grund, hält die Gruppe die Augen geschlossen, um ihr Nachtsehvermögen zu erhalten. Zu den Nachteilen von Nachtmärschen zählen die Unfähigkeit, Hindernisse und steile Abgründe rechtzeitig zu erkennen sowie die Gefahr, dass die Gruppe sich trennt.

Auf Kurs bleiben

Eine Möglichkeit, bei Dunkelheit den Kurs beizubehalten, ist die »Trio«-Methode (links unten). Stellen Sie die Marschrichtung her, indem sich Führer und Gruppe an einem Punkt aufhalten, das »Visier« auf halbem Weg auf Kurs stehen bleibt und das »Ziel«, noch sichtbar, die gleiche Strecke auf Kurs weiterläuft. Wenn die Gruppe das »Visier« erreicht hat, läuft das »Visier« über das »Ziel« hinaus und wird so zum neuen »Ziel«.

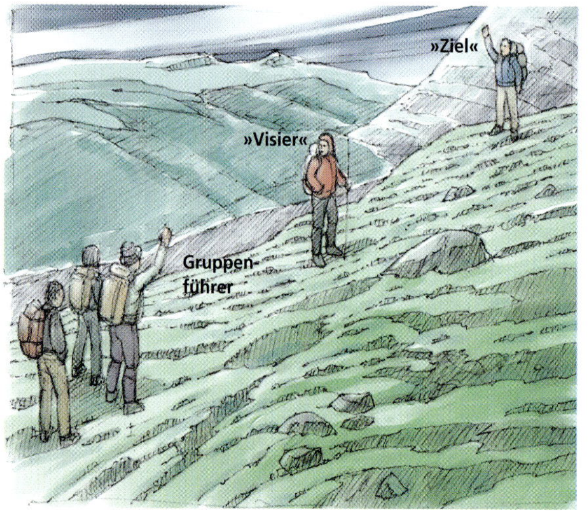

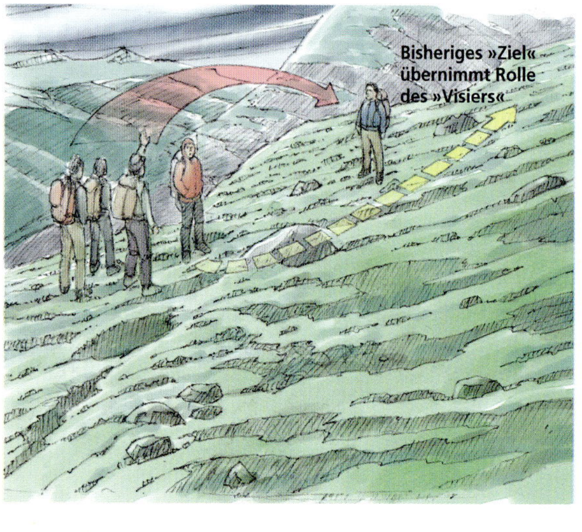

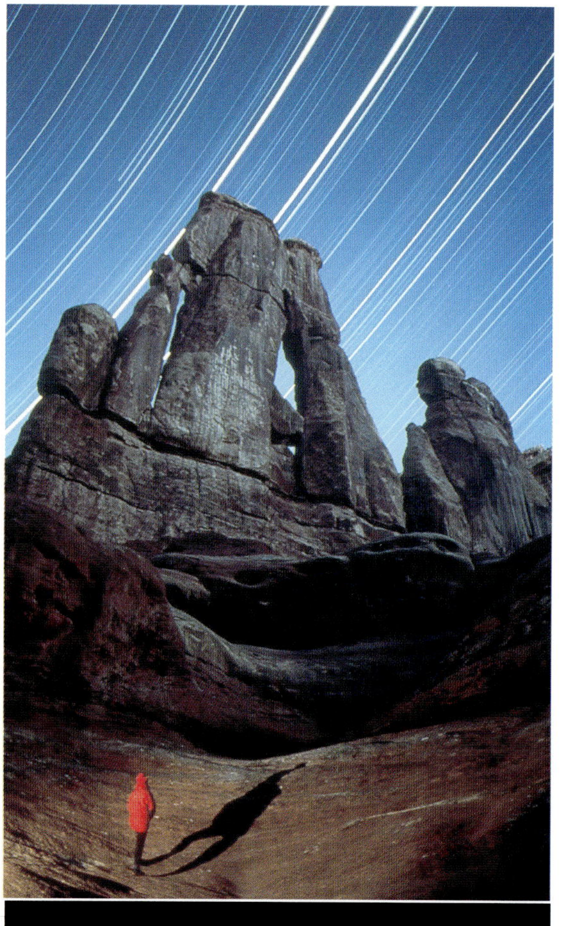

OBWOHL SICH DAS SEHVERMÖGEN DER DUNKELHEIT ANPASST, IST ES IN BERGIGEM GELÄNDE SCHWIERIG, TIEFEN ABZUSCHÄTZEN.

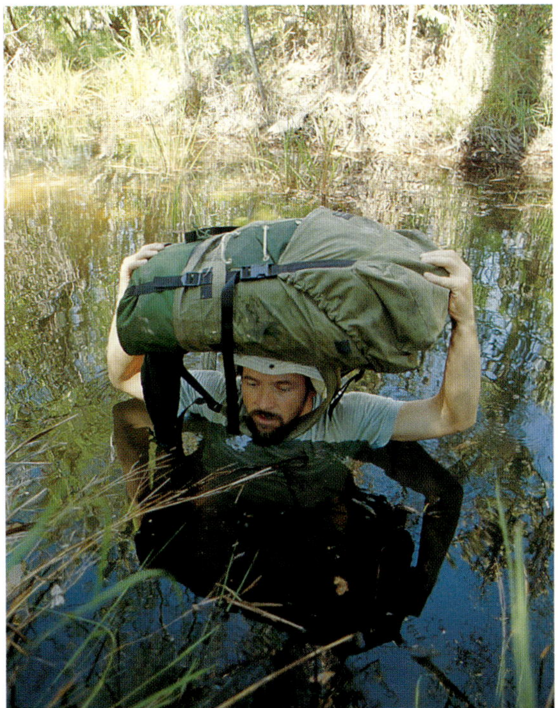

BEIM DURCHQUEREN VON GEWÄSSERN HALTEN SIE SO VIELE IHRER KLEIDUNGSSTÜCKE SO TROCKEN WIE MÖGLICH: UNTERKÜHLUNG KANN SEHR RASCH AUFTRETEN.

Durchqueren von Flüssen

Flüsse können für den Einzelnen oder eine Gruppe zum Problem werden, besonders wenn man erschöpft ist oder friert. Abgesehen von Tod oder Verletzungen kann die Nässe zu Unterkühlung (S. 80–81) führen, selbst bei scheinbar warmem Wetter. Ziehen Sie sich vor der Durchquerung fast ganz aus. Halten Sie Ihre Bekleidung über dem Kopf oder packen Sie sie in wasserdichtes Material oder einen Behälter. Schuhe sollten trocken gehalten werden; tragen Sie sie nur, wenn das Flussbett steinig ist oder verborgene Hindernisse enthält. Wenn Sie nur ein Paar Socken haben, tragen Sie Ihre Schuhe barfuß.

Wenn der Fluss schnell fließt, das Wasser aber zu sinken scheint, ist es oft am klügsten, abzuwarten oder eine andere Route zu suchen. Wenn das nicht möglich ist, erkunden Sie das Ufer in beide Richtungen, beobachten Sie den Fluss und sein Verhalten und wählen dann die beste Stelle für die Durchquerung.

Nach der Durchquerung halten Sie sich so warm und trocken wie möglich und achten auf Anzeichen von Unterkühlung.

Durchquerung ohne Seil

- *Ihre Methode hängt von der Tiefe, Breite und Fließgeschwindigkeit ab sowie von Stärken und Schwächen der Gruppe.*
- *Wählen Sie eine Durchquerungsstelle ohne sichtbare Gefahren und niemals oberhalb von Wasserfällen. Meiden Sie auch Flussbiegungen: Das Wasser fließt an ihrer Außenseite am schnellsten. Durchqueren Sie diagonal mit der Strömung, versuchen Sie nicht, gegen sie anzukämpfen.*
- *Blicken Sie flussaufwärts, dann können Sie Treibholz ausweichen. Große Felsbrocken in schnellem Wasser können gefährliche Wirbel und Strudel oberhalb und unterhalb erzeugen.*
- *Den Fluss in einer Gruppe an einem kräftigen Stock zu durchqueren, der waagerecht vor die Brust gehalten wird, gibt auch Kleineren, Schwächeren oder Unsicheren Halt; der Stärkste geht flussaufwärts, um die Strömung zu brechen. Sie können auch einen Kreis bilden, in dem alle nach innen blicken, dem Nebenmann den Arm um die Schulter legen und den Fluss dann seitwärts durchqueren. Der Vorderste benutzt dabei einen Stock: zur Balance und zum Aufspüren von Untiefen und Hindernissen. Wer allein einen breiten, flachen und langsamen Fluss durchquert, benutzt einen Stock für die Balance und zum Aufspüren von Gefahren.*
- *Bei einem schweren Rucksack lösen Sie den Hüftgürtel: Wenn Sie die Balance verlieren, befreien Sie sich von ihm und werden nicht mit dem Gesicht nach unten unter Wasser gedrückt. Benutzen Sie Schwimmkörper, um Schwächere oder Ausrüstung über den Fluss zu bringen.*

Durchquerung mit Seil

Die sicherste Methode ist die Endlosschlaufe (S. 34). Ziehen Sie niemals jemanden, der von den Fluten mitgerissen wurde, flussaufwärts an Land: Er könnte von der Strömung unter Wasser gedrückt werden. Lassen Sie ihn an straffem Seil flussabwärts ans Ufer schwingen. Sie können auch ein Seil leicht flussabwärts über das Wasser spannen, an dem sich die Einzelnen hinüberhangeln, während sie von einem zweiten Seil gesichert werden.

Durchqueren mit Seilsicherung

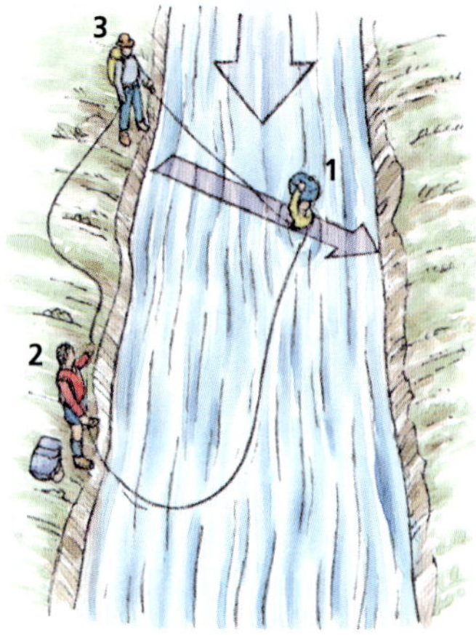

Person 1 (der Stärkste) schlingt sich das Seil um die Brust und wird so Teil der Schlaufe. Die Personen 2 und 3 stehen flussaufwärts und -abwärts, sind aber nicht am Seil befestigt, sondern geben das Seil aus, während 1 den Fluss durchquert.

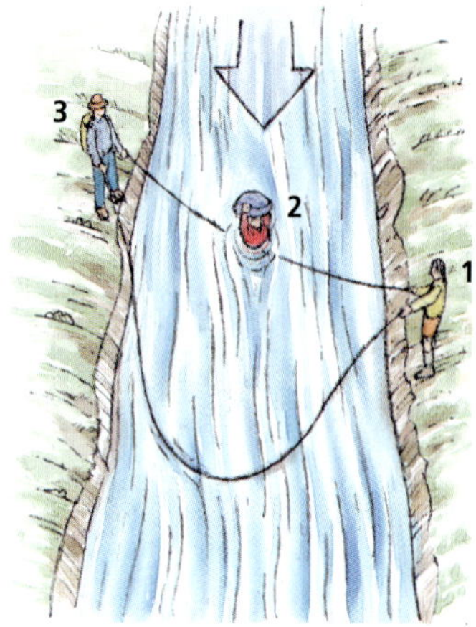

Person 1 erreicht das Ufer und löst sich vom Seil. 2 befestigt sich am Seil und geht dann zu 3. Hier steigt er ins Wasser und wird mit straffem Seil von 3 gesichert, während 1 am anderen Ufer das Seil straff hält, um 2 hinüberzuhelfen.

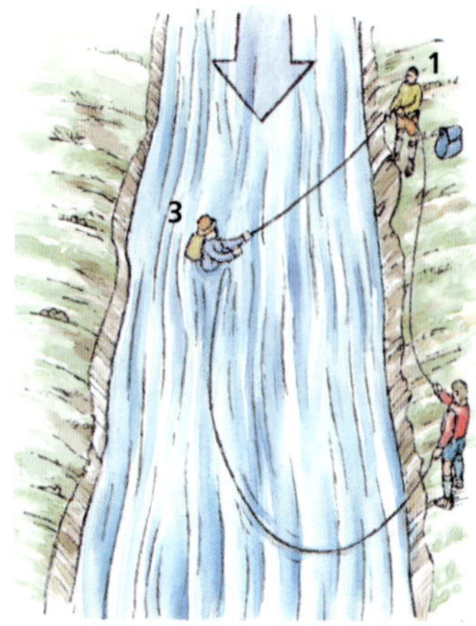

Person 2 erreicht 1 am anderen Ufer, löst sich vom Seil und geht flussabwärts, um die Schlaufe zu bilden. 3 bindet sich fest und durchquert den Fluss, unterstützt von 1, der das Seil straff hält und den Großteil seines Gewichts trägt, während 2 sichert.

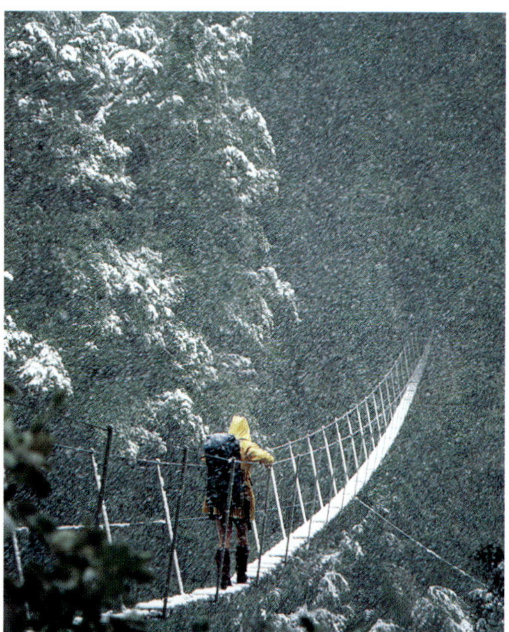

GELÄNDER UND SEITENSTÜTZEN DIESER LANGEN HÄNGEBRÜCKE MACHEN DIE GEFÄHRLICHE ÜBERQUERUNG EINER KLUFT SICHERER.

Behelfsbrücken

Wenn Sie in einer längeren Notlage sind oder in der Nähe Ihres Lagers regelmäßig einen Fluss durchqueren müssen, lohnt es sich, eine Brücke zu bauen.

Hängebrücke

Dazu brauchen Sie eine Person oder Gruppe an beiden Seiten der Schlucht. Jeder muss – für jedes Ende der Brücke – einen einfachen, gut verankerten X-Rahmen bauen, etwa 2 m hoch und gut verlascht in der Mitte. Befestigen Sie ein Querholz an den Beinen des X-Rahmens, graben Sie die Beine in den Boden, dann neigen Sie den Rahmen um etwa 45° und verankern das Querholz an einem Baum oder starken Pfahl. Ein Seil wird sicher an einem Baum befestigt, über beide X-Rahmen geführt und dann wieder befestigt; es dient als Laufseil.

Legen Sie am X etwas Stoff unter das Seil, dann kann es sich nicht durchscheuern. Bringen Sie die X-Rahmen in senkrechte Lage, um das Laufseil zu straffen, und befestigen Sie an den oberen Enden der X-Rahmen zwei Handlaufseile, die an beiden Enden sicher verankert werden.

Einfache Baumstammbrücke

Diese Brücke kann von einer Seite eines Baches aus gebaut werden. Zunächst legen Sie einen kurzen Stamm quer zur geplanten Brücke ans Ufer und sichern ihn mit Pflöcken (a). Stemmen Sie einen langen Brückenstamm dagegen (b), den Sie mit einem Seil in die Höhe und in Position schwingen (c) und dann auf das andere Ufer fallen lassen (d). Schieben Sie einen zweiten (e), dann einen dritten Stamm über den ersten und bringen Sie diese in Position (f). Sichern Sie sie an beiden Seiten mit Metall- oder Holzpflöcken.

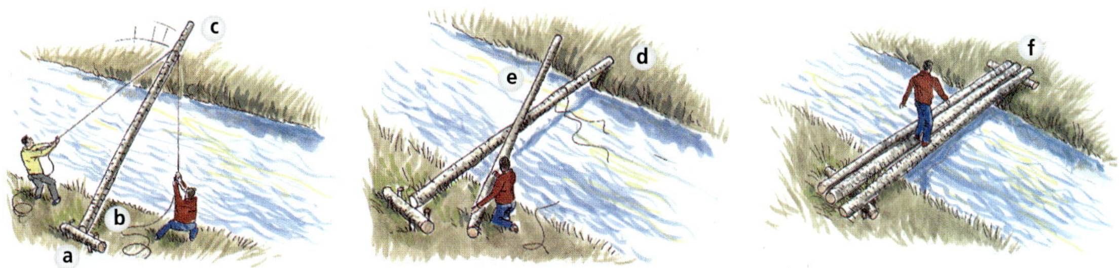

Bau eines Floßes

Mit einem Floß kann man kleine Kinder, ältere oder verletzte Gruppenmitglieder und auch Lasten über einen breiten, langsamen Fluss transportieren. Sie können es aus Baumstämmen oder dickem Bambus oder aus dickem Segeltuch auf einem Rahmen herstellen. Schätzen Sie seine voraussichtliche Belastung ab und bauen Sie es groß genug dafür. Da es wahrscheinlich schwerer wird, als Sie gedacht hatten, bauen Sie es dicht am Ufer.

Beginnen Sie mit zwei langen Stämmen, die Sie auf einen kürzeren Stamm legen (a). Dann kerben Sie zwei Stämme der Länge nach ein (b), damit sie als Haltestämme dienen können. Sie werden mit der Kerbe nach oben im rechten Winkel an jedes Ende des Floßrahmens gelegt (c); die restlichen Stämme liegen dann fest in den Kerben (d). Kerben Sie ebenso zwei Abschlussstämme ein und legen Sie sie quer über die Floßenden, wo Sie sie fest verlaschen (e), um das Floß zusammenzuhalten.

Ruder oder Riemen können Sie aus einem flachen Holzstück oder einigen gleich langen, zusammengebundenen Knüppeln herstellen, die Sie an einer langen Stange befestigen (g). Ein kleiner X-Rahmen (f), am Heck des Floßes befestigt, gibt dem Ruder oder Riemen Halt.

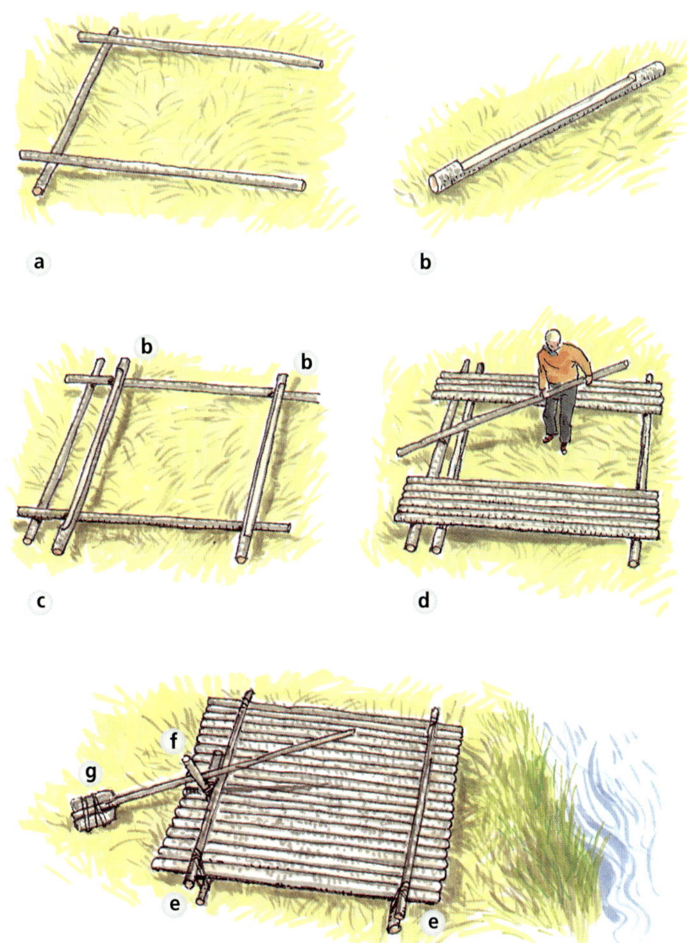

Navigation

In unbekanntem Gelände findet man sich am besten mit Karte und Kompass oder mit GPS zurecht. Wenn Ihnen nichts davon zur Verfügung steht, müssen Sie sich nach der Natur orientieren (S. 40–41).

Gebrauch der Karte

Karten enthalten Folgendes:

- ***Richtung nach Nord-Süd-Linien** oder Gitterlinien. Wenn eine Karte korrekt eingenordet ist, sollten natürliche Merkmale wie Flüsse, Hügel und Täler dem entsprechen, was Sie in der Umgebung sehen.*
- ***Entfernung nach dem Maßstab der Karte.** Karten haben unterschiedliche Maßstäbe und sind demzufolge unterschiedlich genau. Wanderkarten haben gewöhnlich die Maßstäbe 1:25.000 oder 1:50.000. Bei einem Maßstab von 1:50.000 entspricht 1 cm auf der Karte 50.000 cm in der Natur – also 500 m.*
- ***Höhen nach Höhenlinien.** Sie zeigen auch die Steilheit von Hängen und höchste Erhebungen wie Gipfelhöhen. Der senkrechte Abstand der Höhenlinien liegt meist bei 10–20 m in der Natur. Je dichter die Linien zusammenliegen, desto steiler ist der Hang. Achten Sie auf diese Steilheit: Bei einer Felswand oder einem Steilhang liegen viele Höhenlinien sehr eng beieinander.*
- ***Besondere geographische Merkmale,** so etwa Seen, Flüsse, Felswände, Straßen, Gebäude und Vegetation.*

Ausrichten der Karte nach der Umgebung

Eine Karte ist nur von Nutzen, wenn Sie sie nach Ihrer Position und Ihrem Umfeld ausrichten können. Als Erstes richten Sie sie daher nach Norden und nach Ihrem Umfeld aus.

Karte und Umfeld

***Ausrichten nach dem Gelände:** Wenn Sie in etwa wissen, wo Sie sind, und die Sicht gut ist, drehen Sie sie so lange, bis Merkmale wie Hügel, Berggipfel, Flüsse oder Seen, die durch Höhenlinien oder anderweitig angezeigt werden, Ihrem Umfeld entsprechen.*

***Einnorden mit dem Kompass:** Das sollten Sie ohnehin tun, denn das Ausrichten nach dem Gelände kann sehr ungenau ausfallen! Hierfür eignet sich besonders der Silva-Kompass; er ist nicht teuer, aber robust und einfach zu handhaben.*

***Navigieren nach Karte:** Ist die Karte eingenordet, können Sie mit ihr Ihren Standort bestimmen und Ihre Route festlegen, etwa »das Tal östlich von uns entlang und hinter der Enge dem Kamm nach Süden bis zur Straße folgen.« Folgen Sie dieser Route und vergleichen Sie unterwegs die Merkmale auf Ihrer Karte mit Ihrer Umgebung.*

UNTEN: UM DIE KARTE NUTZEN ZU KÖNNEN, MÜSSEN SIE DIE SYMBOLE AUF DER KARTE MIT IHRER UMGEBUNG VERGLEICHEN.

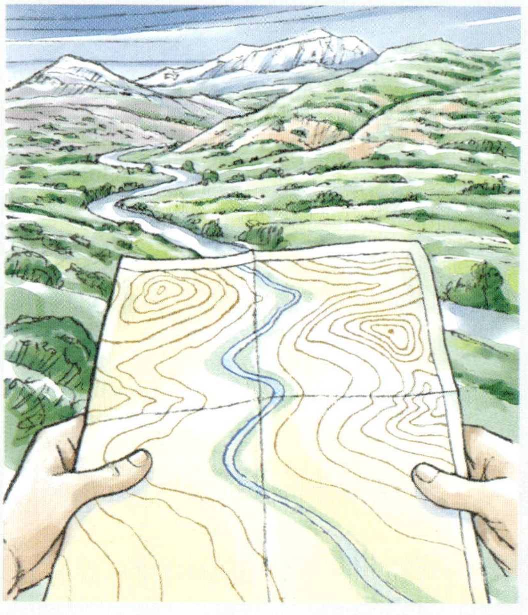

Gebrauch von Karte und Kompass oder GPS

Kompass

Der Kompass ist unterwegs eine große Hilfe, wenn Sie ihn handhaben können – die akkurate Handhabung von Karte und Kompass kann manchmal schwierig sein!

Magnetisch Nord und geographisch Nord. Der magnetische Nordpol entspricht nicht dem geographischen Nordpol der Erde. Dieser Unterschied wird magnetische Abweichung oder Ortsmissweisung genannt. Geographisch Nord weicht von magnetisch Nord (oder Kompassnord) ab durch eine Anzahl von Graden abhängig davon, wo auf der Erde Sie sich befinden. Die Legende Ihrer Karte sollte diese Ortsmissweisung angeben, etwa: »Nadelabweichung 15 Grad Ost«. Das bedeutet, dass der magnetische Nordpol in dem auf der Karte gezeigten Gebiet tatsächlich 15 Grad ostwärts (rechts) des wahren Nordpols liegt, somit liegt die Kompassanzeige um 15 Grad ostwärts (rechts) vom geographischen Nordpol.

Drehen Sie Ihre Karte um 15 Grad nach Westen (links), um Kompassnord (magnetisch Nord) und geographisch Nord zur Deckung zu bringen: Jetzt deckt sie sich genau mit Ihrer Umgebung (s. unten).

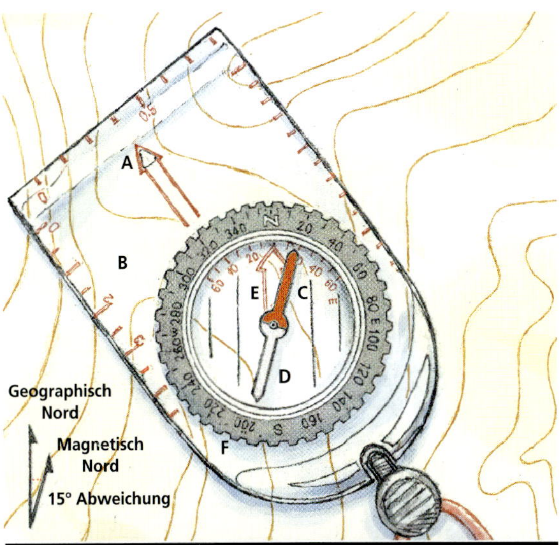

DER SILVA-KOMPASS – A: MARSCHRICHTUNGSPFEIL; B: KOMPASSBODEN; C: ROTE MAGNETNADEL (NORDNADEL); D: WEISSE SÜDNADEL; E: DREHRING.

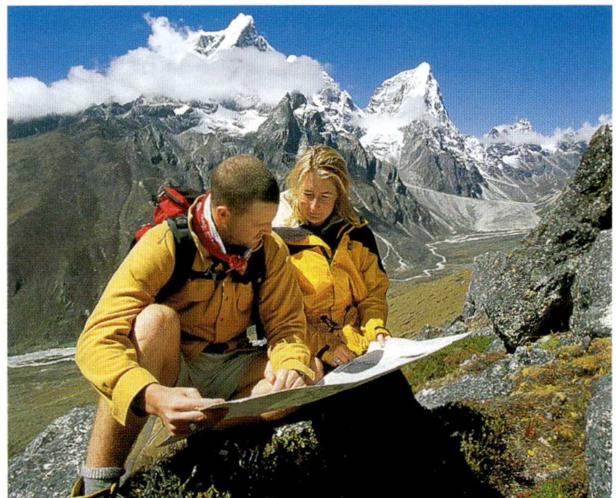

KENNTNISSE IM KARTENLESEN ZAHLEN SICH FÜR SIE AUS, WENN SIE UNBEKANNTES GELÄNDE DURCHQUEREN.

Behelfskompass

- *Eine Kompassnadel können Sie aus einem Stahl- oder Eisensplitter oder aus einer Rasierklinge herstellen.*
- *Eine gute Batterie (aus dem Auto oder einer Serie von Taschenlampenbatterien) und eine Drahtspule liefern genügend Energie, um Stahl zu magnetisieren. Je härter das Metall (eine gehärtete Stahlnadel etwa) und je enger die Spule ist, desto länger hält die Magnetisierung an. Unterbrechen Sie die Magnetisierung einige Male, um sie zu verstärken.*
- *Streichen Sie eine Nadel mehrmals in derselben Richtung über Seide (manche Synthetikfasern eignen sich ebenfalls). Wiederholen Sie die Magnetisierung ständig: Der Magnetismus nimmt rasch ab.*
- *Magneten finden Sie in Autolichtmaschinen und Wechselstromgeneratoren, ebenso in Lautsprechern und Spielzeugmotoren. Wenn Sie einen Stabmagneten haben, können Sie ihn direkt zur Nordanzeige benutzen. Mit einem Ringmagneten können Sie kleinere Metallstücke magnetisieren.*
- *Das Metall muss frei schwingen können: Hängen Sie es an einem dünnen Faden auf oder lassen Sie es auf dem Wasser schwimmen. Da die Nadel nur die Nord-Süd-Linie anzeigt, nicht aber zwischen Nord und Süd unterscheidet, müssen Sie eine Karte oder natürliche Anzeichen benutzen, um Norden herauszufinden.*

GPS – Global Positioning System

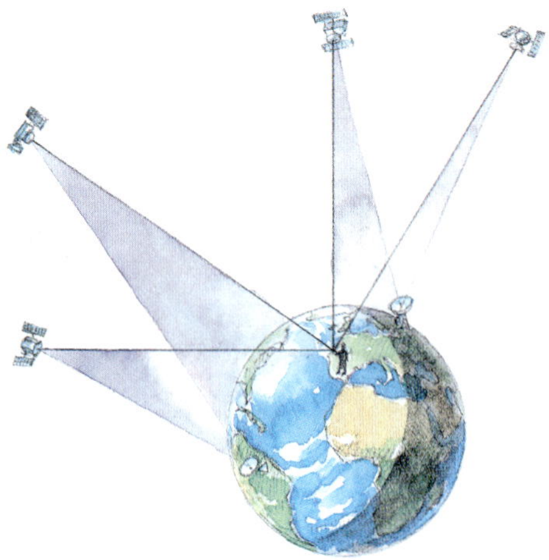

Das weltweite Ortungssystem GPS arbeitet mit mehr als zwei Dutzend ständig um die Erde kreisenden Satelliten, um den Standort Ihres GPS-Empfängers durch die Vermessung von Funksignalen herauszufinden. Die Koordinaten Ihres Standorts – wo Sie sich auf der Erde befinden nach geographischer Länge (Ost und West) sowie Breite (Nord und Süd) – erscheinen auf dem GPS als Gruppe von sechs bis 14 alphanumerischen Zeichen, Planquadratangabe genannt. Beispiel: »E40°45.28; N35°55.42« bedeutet, dass Ihr Standort 40 Grad, 45 Minuten und 28 Sekunden östlich und 35 Grad, 55 Minuten und 42 Sekunden nördlich liegt. Dazu kommt meist eine Höhenangabe, »1045 m« etwa.

Die meisten GPS-Geräte zeigen auch an, in welche Richtung Sie marschieren müssen, um Ihr Lager oder einen mit Kartenkoordinaten angegebenen Zielpunkt zu erreichen. Einige GPS-Geräte geben auch barometrische Trends zur Wettervorhersage an, arbeiten als Kompass, speichern den zurückgelegten Kurs und versorgen Rettungstrupps mit Positionsangaben.

Schwachstelle des GPS ist die Batterieenergie – wenn die Batterien leer sind, ist das Gerät nutzlos. Daher haben erfahrene Abenteurer einen »altmodischen« Kompass als Reserve im Gepäck!

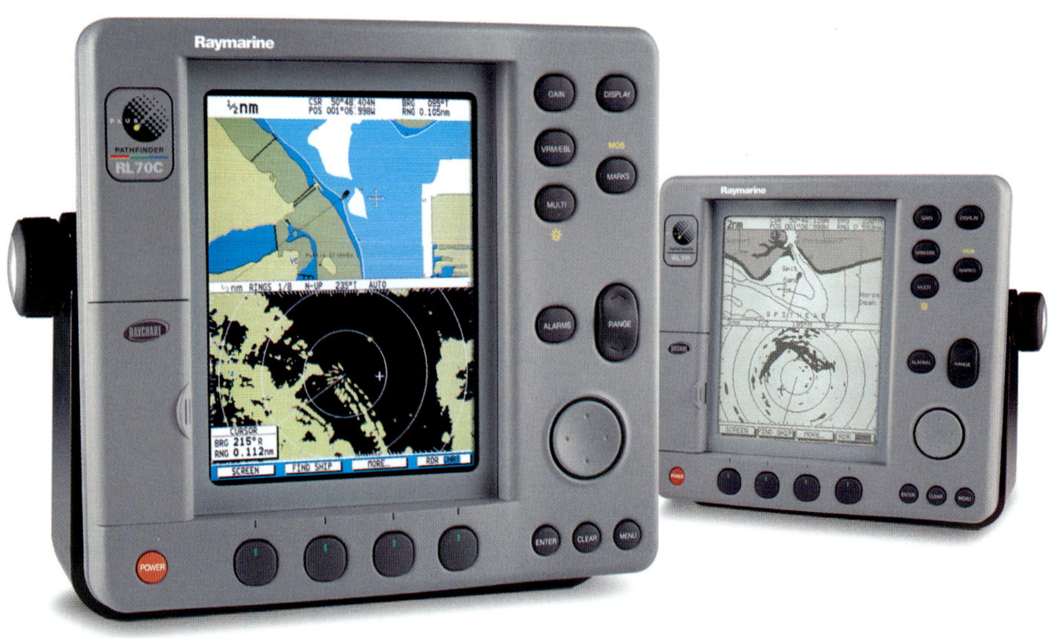

DIE TECHNOLOGIE DES GPS HAT MODERNEN ABENTEUERN DAS ZURECHTFINDEN ERHEBLICH ERLEICHTERT: DIE PEILSIGNALE DER SATELLITEN GEBEN UNVERZÜGLICH IHREN GENAUEN STANDORT IN DREI DIMENSIONEN AN – NACH BREITE, LÄNGE UND HÖHE, WAS IN NOTLAGEN ÄUSSERST WICHTIG IST.

Karte und Kompass
Bei Nacht oder schlechtem Wetter richten Sie sich besser nach Karte und Kompass: Der Kompass zeigt Ihnen dann die Richtung an, in die Sie marschieren müssen. Die Richtungen laufen von 0° (Nord) über 90° (Ost), 180° (Süd) und 270° (West) bis 360°/0° (wieder Nord).

A Bestimmen Sie zunächst Ihren exakten Standort auf der Karte (X) und dann den Zielpunkt (Y). Legen Sie die Kante der Bodenplatte an die Punkte X und Y, sodass der Marschrichtungspfeil in Richtung Ziel zeigt.

B Drehen Sie den Drehring so, dass die Nordmarke auf dem Drehring sich mit den Nord-Süd-Linien auf der Karte deckt; sie zeigen auf geographisch Nord. Lesen Sie dort, wo der Marschrichtungspfeil den Drehring berührt, die Zahl ab: 38° – das ist Ihre Marschrichtung.

Rechnen Sie sie durch Addieren oder Subtrahieren der auf der Karte angegebenen Ortmissweisungszahl in Ihre Marschzahl um: Wenn die Missweisung mit »12° West« angegeben ist, addieren Sie sie zu Ihrer Marschrichtung, ist sie mit »12° Ost« angegeben, subtrahieren Sie sie. Beispiel: Bei einer Missweisung von 12° West und einer Marschrichtung von 38° ergibt sich die Marschzahl 50°. Diese Marschzahl stellen Sie am Kompass ein, indem Sie die Zahl 50° auf den Marschrichtungspfeil drehen.

C Halten Sie den Kompass waagerecht, damit die Nadel frei schwingen kann. Drehen Sie sich, bis das rote Nordende der Nadel sich mit der Nordmarke auf dem Drehring deckt. Der Marschrichtungspfeil zeigt nun die Richtung an, die Sie einschlagen müssen – also: Marschrichtungszahl 38° plus 12° Missweisung West ergibt die Marschzahl 50°.

Die rote Nordnadel des Kompasses zeigt stets auf magnetisch Nord, und Sie haben eben auf Ihrem Kompass mit der Marschzahl 50° die Richtung eingestellt, in die Sie gehen müssen. Wenn Sie jetzt die Nordnadel des Kompasses mit der Nordmarke des Drehrings in Deckung halten und der Richtung des Marschrichtungspfeils folgen, gelangen Sie sicher an Ihr Ziel.

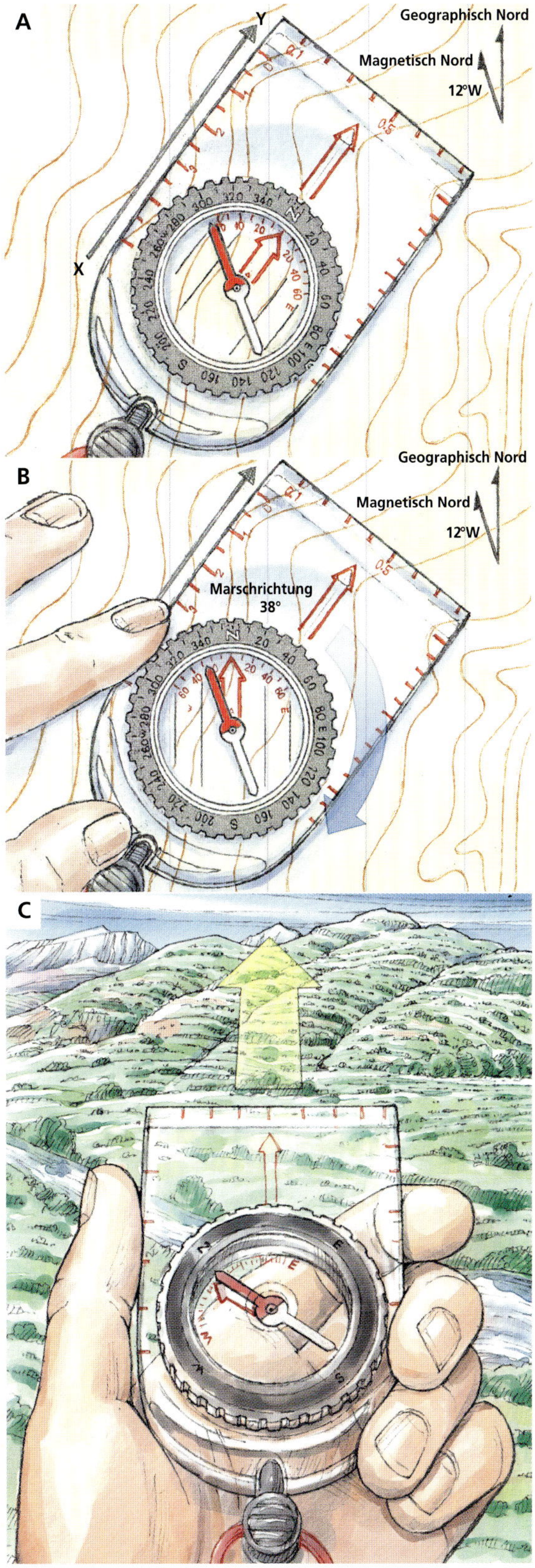

Orientierung ohne Kompass

Die Sonne

Die Sonne geht in etwa im Osten auf und im Westen unter. Aufgrund der Neigung der Erdachse gibt es dabei jahreszeitliche Unterschiede. Auf der nördlichen Halbkugel steht die Sonne an ihrem höchsten Punkt genau im Süden, auf der südlichen Halbkugel genau im Norden.

Mit einem Schattenstab können Sie die Himmelsrichtungen und auch die Uhrzeit bestimmen.

Stecken Sie einen langen Stab senkrecht in den Boden. Markieren Sie die Spitze des Schattens mit W (West). Warten Sie mindestens 15 Minuten, bevor Sie die jetzige Schattenspitze mit O (Ost) markieren. Verbinden Sie O und W zu einer Ost-West-Linie. Nord und Süd liegen im rechten Winkel zu ihr.

Der Schatten bewegt sich auf der nördlichen Halbkugel im Uhrzeigersinn, auf der südlichen jedoch gegen den Uhrzeigersinn. Die Skizze unten zeigt ein Beispiel von der nördlichen Halbkugel.

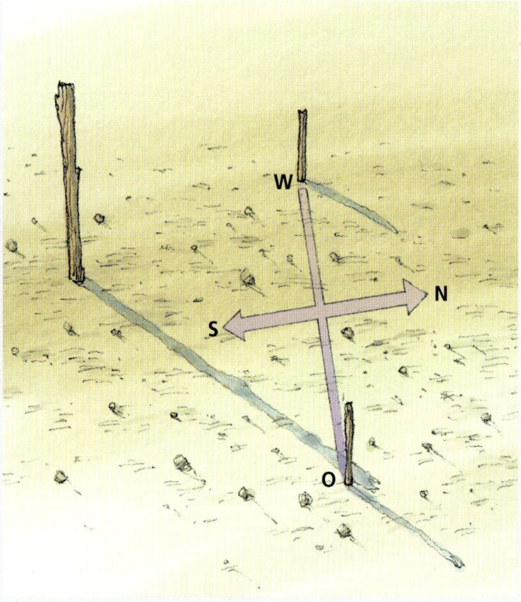

Die Sterne

Wegen der Erdumdrehung scheinen sich die Sterne am Himmel zu bewegen. Da der Nord- oder Polarstern auf der Achse dieser Umdrehungen liegt, steht er »still« und kann uns auf der nördlichen Halbkugel die Nordrichtung anzeigen. Um ihn zu finden, halten Sie sich an den Großen Bären und die Milchstraße.

Auf der südlichen Halbkugel benutzen Sie das auffällige Kreuz des Südens und zwei Sterne darunter. Zunächst verlängern Sie die Längsachse des Kreuzes; dann ziehen Sie eine imaginäre Linie senkrecht zu den beiden Sternen, und wo diese beiden Linien sich treffen, liegt der Südpol am Himmel. Eine senkrechte Linie nach unten weist auf geographisch Süd.

Auf der nördlichen Halbkugel findet man den »stationären« Polarstern im Sternenbild Kleiner Bär, indem man eine Linie durch die beiden hellen Sterne in der Hüfte des Großen Bären zieht und zum Kleinen Bären hin verlängert. Oberhalb von 60–65° nördlicher Breite steht der Polarstern zu hoch am Himmel, um noch eine Richtung angeben zu können.

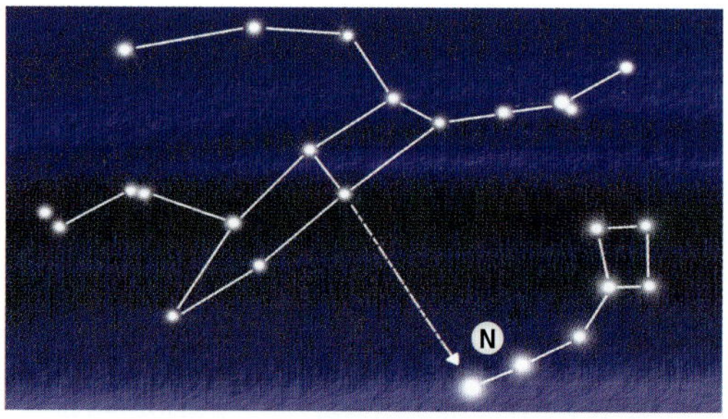

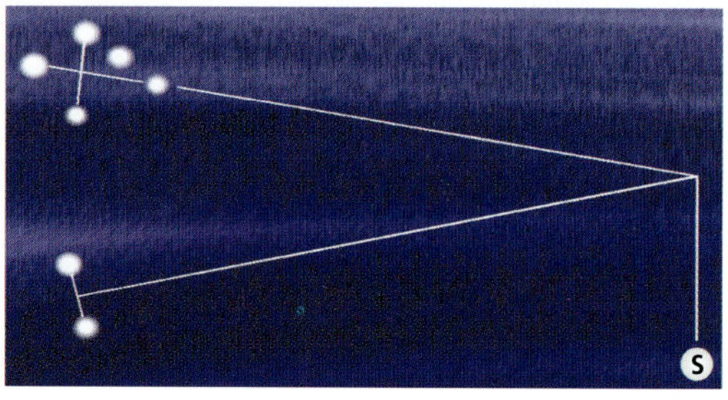

Zurechtfinden nach der Natur

Flechten und Moose: Sie wachsen am besten auf der schattigen Seite von Bäumen (rechts) – auf der nördlichen Halbkugel ist dies die Nordseite, auf der südlichen die Südseite.

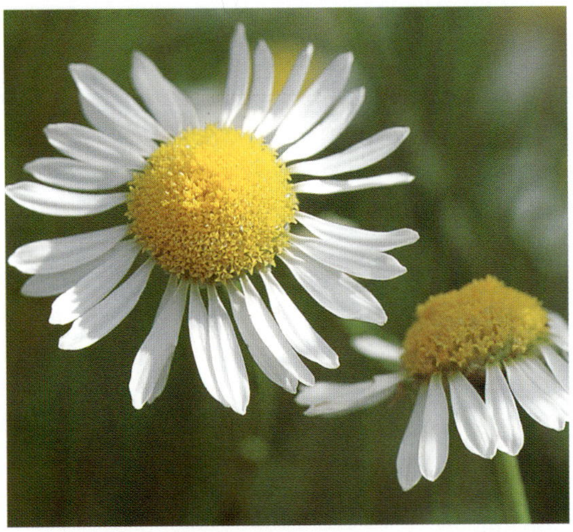

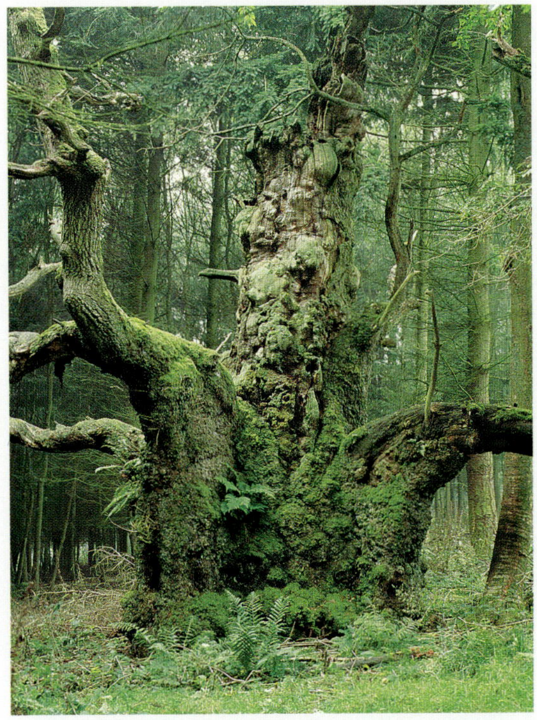

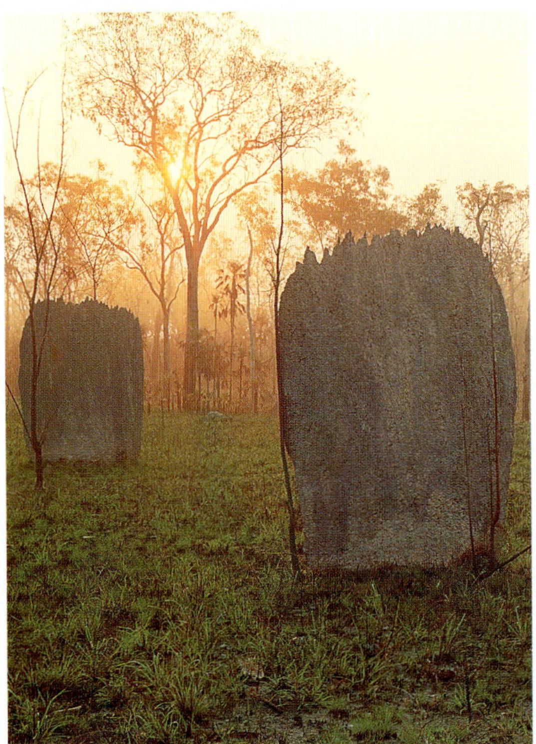

Bäume: Bei älteren Bäumen sind die Abstände der Jahresringe – zu erkennen an Baumstümpfen – größer an der Seite, die zum Äquator weist.

Blumen: Sie richten sich meist nach der Sonne aus, um besser blühen zu können (links oben) – also nach Süden auf der nördlichen Halbkugel und umgekehrt.

Vögel und Insekten: Der afrikanische Webervogel baut seine Nester an der Westseite von Bäumen. Termiten bauen ihre Hügel in Nord-Süd-Richtung, um die Mittagshitze zu verringern (links).

Flussströmung: Wenn Sie die Grundrichtung kennen, in der ein größerer Fluss in Ihrem Gebiet fließt, bestätigt dies Ihre Richtung. Bedenken Sie jedoch, dass Flüsse auch mäandern.

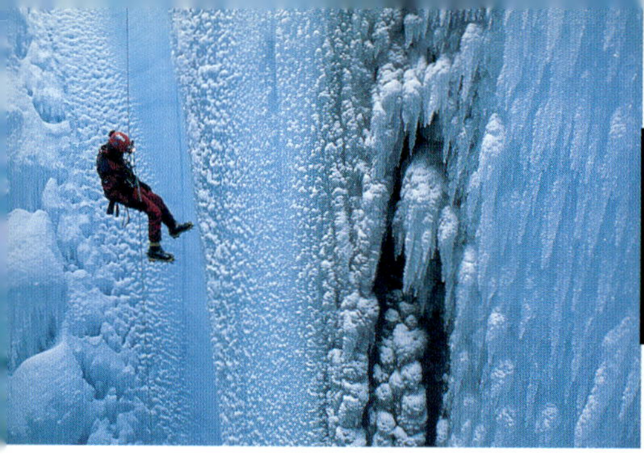

Rettung

Gesehen und gerettet zu werden ist in einer Notlage zweifellos eines Ihrer wichtigsten Anliegen. Wenn Ihre vermutete Eintreffzeit verstrichen ist, wird in den meisten Fällen eine Form der organisierten Suche anlaufen, besonders wenn Sie Freunden oder Familienangehörigen Einzelheiten angegeben haben. Wenn Sie eine Zeit lang nicht erwartet werden, kann das natürlich etwas länger dauern! Besonders in Ländern der Dritten Welt ist es oft nicht einfach, die Behörden dazu zu bewegen, eine effektive Suche einzuleiten und aufrechtzuerhalten. Oft bedarf es der ständigen Anwesenheit von Freunden oder Familienangehörigen und starken politischen oder wirtschaftlichen Druckes, um eine organisierte Suche am Leben zu erhalten. Darauf sollten Sie Ihre Freunde und Ihre Familie vorbereiten – nur »für den Fall«!

Signalgebung

Signale kann man mit den ältesten und einfachsten Mitteln geben – Spiegel, Pfeifen und Feuer – wie auch mit den modernsten: Funkgeräten, Mobiltelefonen und Transpondern. Lassen Sie sich deutliche Zeichen und Signale einfallen und nutzen Sie, was Ihnen zur Verfügung steht.

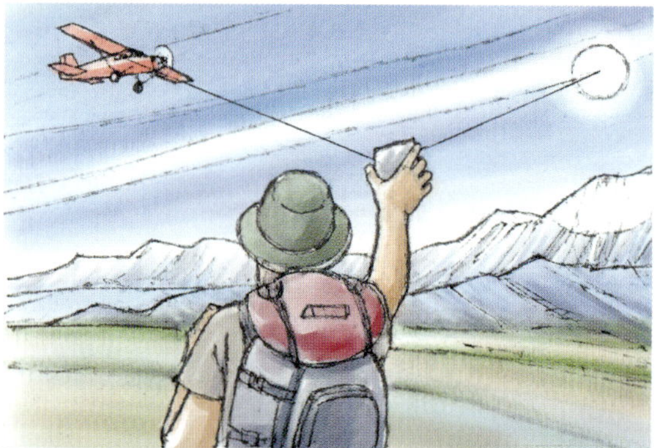

OBEN: GLATTE UND GLÄNZENDE GEGENSTÄNDE KÖNNEN DIE SONNE REFLEKTIEREN. *GEGENÜBER:* ROTE LEUCHTKÖRPER SIND AM BESTEN SICHTBAR, BESONDERS NACHTS.

Traditionelle Mittel

Spiegel

Über 80 Prozent der Luftrettungen beruhen auf Spiegelsignalen. Wenn Sie keinen Spiegel haben, benutzen Sie einen glatten, reflektierenden Metallgegenstand oder einen Glasflaschenboden.

Ein Loch in der Mitte hilft Ihnen, das Rettungsfahrzeug (Flugzeug oder Schiff) anzuvisieren. Hat er kein Loch, halten Sie Ihre freie Hand so vor den Spiegel, dass sie das Flugzeug oder Schiff teilweise verdeckt, und drehen Sie dann den Spiegel so, dass die Sonnenreflektion auf Ihre Hand fällt – dann ziehen Sie sie weg. Schwenken Sie den Spiegel langsam hin und her, damit sein Blitz auch gesehen wird.

Signalfeuer

Bereiten Sie einen oder mehrere Stapel Feuerholz so vor, dass sie bei Bedarf schnell angezündet werden können. Wenn genügend Brennstoff vorhanden ist, lassen Sie ein Feuer ständig brennen. Im Dreieck angelegte Feuer sind ein universelles Notsignal. Wenn Sie grüne Zweige oder Autoreifen in kleine Stücke schneiden, können Sie damit schnell dichten schwarzen Rauch erzeugen – wählen Sie sich dafür eine gut sichtbare Stelle aus. In Gebieten mit nur wenigen Lichtungen haben sich Feuer auf Flößen in der Mitte von Teichen oder Flüssen bewährt.

Achten Sie darauf, dass Ihr Feuer nicht außer Kontrolle gerät und dann Sie und andere bedroht!

Zeichen

Material, das sich vom Hintergrund abhebt, ist aus der Luft leichter zu erkennen – je größer, desto besser. Machen Sie ein Kreuz, ein Dreieck oder das SOS-Zeichen (. . . - - - . . .).

Zu den erfolgreichen Methoden zählen das kontrollierte Abbrennen von Büschen, das Auslegen von Baumstämmen oder Steinen in Mustern sowie sogar das Umleiten kleiner Bäche in angelegte Vertiefungen, die das SOS-Zeichen darstellen.

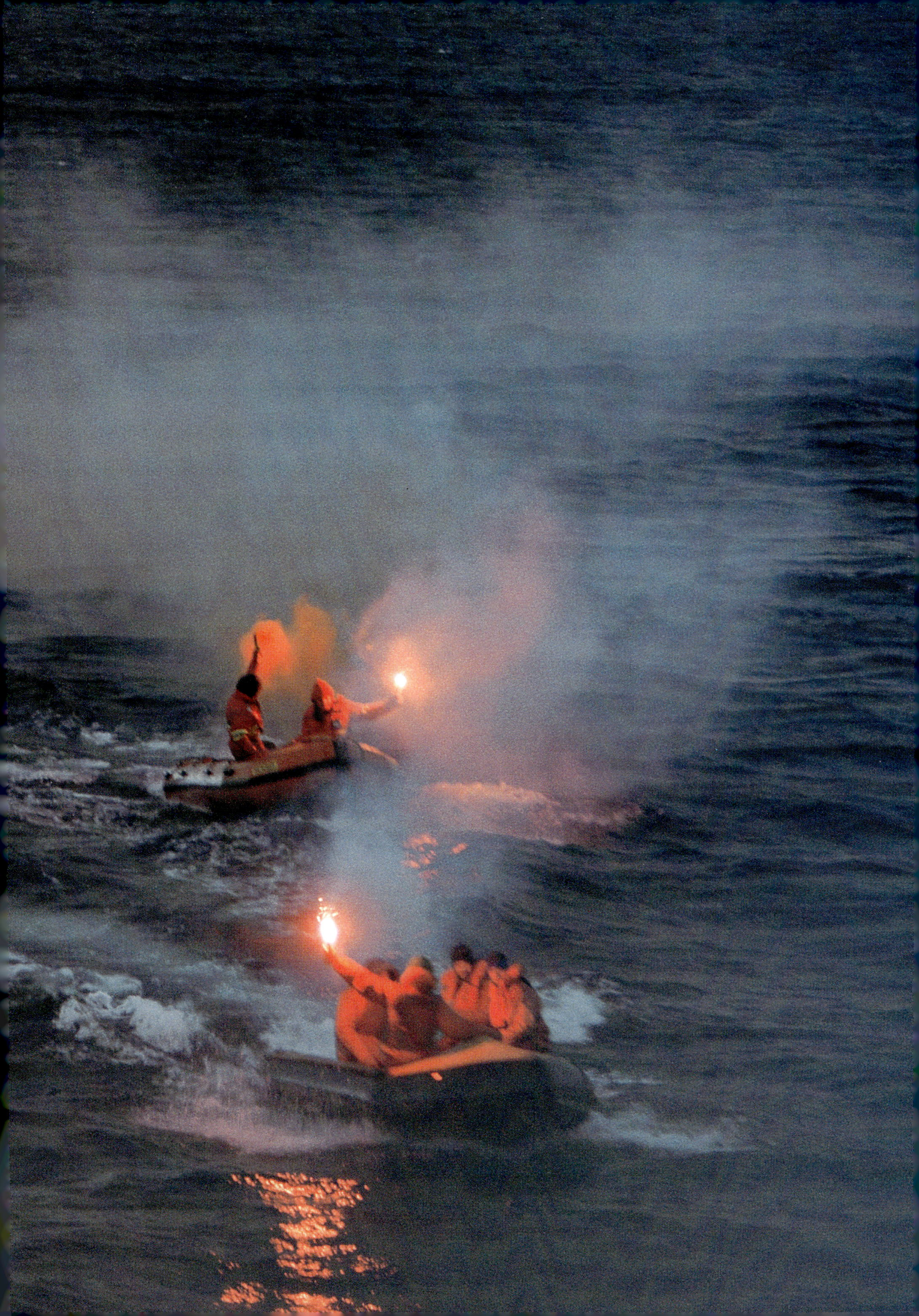

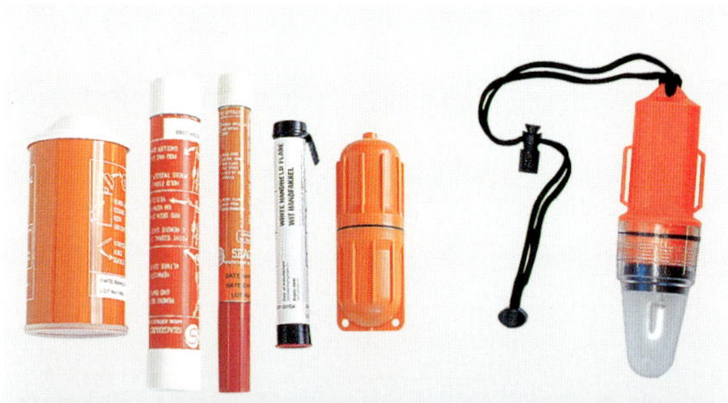

EINE AUSWAHL VON NOTSIGNALRAKETEN UND -GERÄT (VON LINKS): RAUCHKÖRPER, NOTSIGNALRAKETE, HAND-MARKIERUNGSLEUCHTE, WEISSER HAND-LEUCHTKÖRPER, MINI-LEUCHTRAKETEN IN WASSERDICHTEM BEHÄLTER UND WASSERDICHTES, ROTIERENDES BLINKLICHT. LETZTERES EIGNET SICH GUT ZUR SIGNALGEBUNG, DA ES HELL GENUG IST, UM AUCH ÜBER GROSSE ENTFERNUNGEN AUFSEHEN ZU ERREGEN.

Licht

Taschenlampen sind nachts gut zu sehen, wenn man mit ihnen von Berggipfeln, Steilwänden, Booten oder Inseln Signale gibt. Drei aufeinander folgende Blitze oder das SOS-Signal sind universell anerkannte Notsignale. Das internationale Bergnotsignal besteht aus sechs Blitzen pro Minute, dann eine Minute Pause, dann wieder sechs Blitze. Leuchtkörper sind die wirksamsten Signalgeber, und Rot ist am besten erkennbar. Aber benutzen Sie Ihre Leuchtkörper nur dann, wenn Sie fast sicher sind, dass sie auch wahrgenommen werden. Die Retter werden wahrscheinlich 360° rundum suchen: Feuern Sie also mehrere Leuchtkörper in schneller Folge, damit sie Sie sehen können. Alle Handleuchtkörper sollten über dem Kopf gezündet werden, abseits vom Gesicht und auf der Leeseite von Körper und Boot. Leuchtkörper brennen heiß ab: Verbrennen Sie sich also nicht und lösen Sie keinen Brand aus – besonders wenn Sie in einem Schlauchboot oder Holzboot sitzen.

Unterstützung des Rettungstrupps

Wenn Sie Teil einer Gruppe sind, die sich verlaufen hat, unterstützen Sie den Rettungstrupp, indem Sie Hinweise auf Ihren Verbleib und Ihre Absichten hinterlassen: Bauen Sie Steinhügel, ritzen Sie Ihre Initialen in den Boden sowie einen Pfeil, der die Marschrichtung angibt, schneiden Sie Muster in Bäume und knicken Sie Zweige. Wenn Sie etwa in einer tiefen Höhle Unterschlupf gefunden haben, hinterlassen Sie am Eingang Zeichen: Sie könnten ja einschlafen oder bewusstlos werden. Im Winter können Zeichen durch frischen Schneefall verdeckt werden – bauen Sie sie also in entsprechender Höhe. Wenn Sie die Rufe des Rettungstrupps hören, antworten Sie nur in der folgenden Stille.

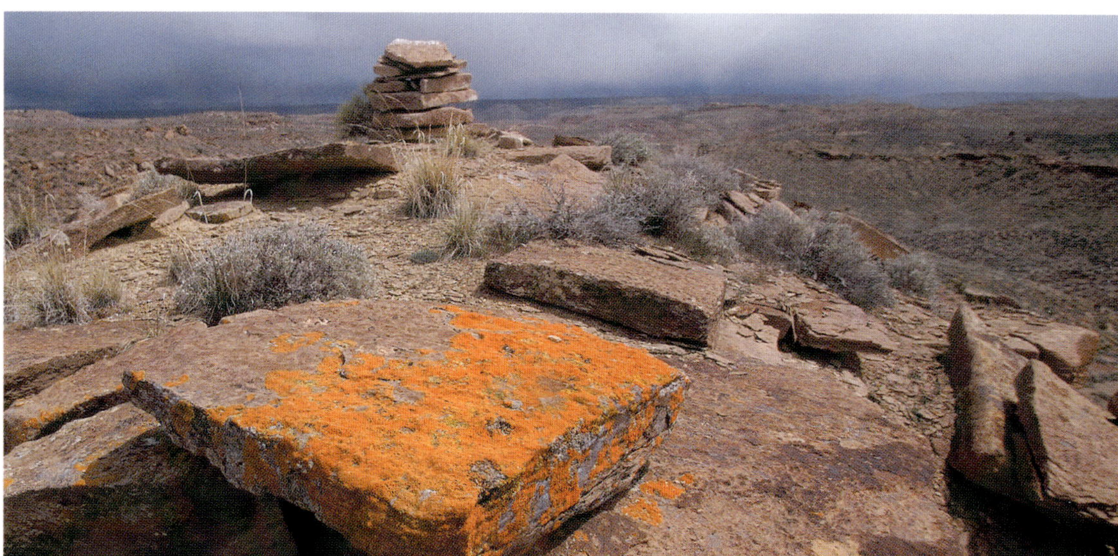

WENN SIE DIE AUFMERKSAMKEIT EINES RETTUNGSTRUPPS AUF SICH ZIEHEN WOLLEN, IST DER BAU EINES STEINHÜGELS EINE GUTE METHODE, IHREN STANDORT UND/ODER IHRE MARSCHRICHTUNG ANZUZEIGEN. ER SOLLTE SO ANGELEGT WERDEN, DASS ER AUCH BEI SCHLECHTEM WETTER SICHTBAR BLEIBT.

Technische Rettungsmittel

Funkgerät

Die meisten kleinen Schiffe und alle Flugzeuge sind mit Funksprechgeräten ausgestattet. Falls noch möglich, setzen Sie eine »Mayday«-Meldung ab (vom französischen »m'aidez« – »helfen Sie mir«), bevor Sie abstürzen oder kentern. Wenn das Funkgerät eingeschaltet und betriebsbereit ist, genügt es meist, zum Senden einen Knopf am Handmikrofon zu drücken. Wenn eine Störung oder mangelnde Energie einen klaren Sprechfunk verhindern, senden Sie mit dem Knopf SOS in Morsezeichen: kurz-kurz-kurz-lang-lang-lang-kurz-kurz-kurz (S. 42) – diese kurzen Signale können besser empfangen werden als schwacher Sprechfunk. Im UKW-Bereich wird meist Kanal 16 für Notrufe verwendet.

Im UKW-Bereich breiten sich die Signale nur entlang der Sichtlinie aus. Warten Sie also, bis Sie ein Flugzeug oder Boot sehen, bevor Sie Energie vergeuden, oder suchen Sie sich einen höheren Sendeplatz.

Moderne Boote sind oft mit einem Transponder ausgestattet, der Rettungssignale abstrahlt. Viele Transponder sind zudem mit Satelliten-Navigationssystemen verbunden, die die genaue Position angeben. Schalten Sie ihn ein.

Mobiltelefon (Handy)

Wenn seine Batterie schwach ist, wählen Sie eine Notrufnummer, die mit höherer Energie abgestrahlt wird, oder senden Sie eine kurze Not-SMS (short message service). Wenn keine Antwort kommt, schalten Sie Ihr Handy im SOS-Kode ein und aus: Die Signale könnten von einem der zivilen oder militärischen »Ohren am Himmel« gehört werden, die alle Signale überwachen. Kurze Morsesignale lassen sich leicht von anderem elektronischem Hintergrundgeräusch unterscheiden.

Es kann zwar ein oder zwei Tage dauern, bis Ihr Notsignal analysiert wurde, aber dann kann es Ihre Rettung einleiten.

Der japanische Rettungsdienst empfiehlt allen in Not geratenen Gruppen, ihre Mobiltelefone eingeschaltet zu lassen oder dann einzuschalten, wenn sie ein Flugzeug hören: Alle Mobiltelefone senden regelmäßig ein »Ping« zur Identifikation, womit der Anbieter sie beim Senden orten kann. Die Japaner setzen Flugzeuge mit mobilen Detektoren ein, die die Telefonnummern der Person(en) in Not überwachen, wenn sie außerhalb der normalen Empfängerreichweite sind. Hoffentlich tun andere Länder bald das Gleiche!

Angabe des eigenen Standorts

S O S	1	5	7	6	2	8
••• = = = •••	• = = =	•••••	= = •••	= ••••	•• = =	= = = ••

Wenn Sie wissen, wo auf der Karte Sie sich befinden, oder genau wissen, welchen Punkt Sie ansteuern, und wenn Sie Ihre exakte Position dem Rettungstrupp übermitteln wollen, dann fügen Sie Ihrem SOS-Notruf eine Koordinatenangabe bei. Meist werden dabei sechsstellige Koordinaten benutzt.

***Beispiel: SOS 157628** (• bedeutet »kurz«, = bedeutet »lang«, I bedeutet »Pause«). Diese Methode empfiehlt sich, wenn Sie auf dem Marsch einem Flugzeug den Notruf übermitteln wollen oder Morsesignale Ihre einzige Möglichkeit der Kommunikation sind.*

Durchtrennen von Telefonleitungen

Das ist wirklich der letzte Ausweg, hat aber Menschen – die in der Wildnis, die von Telefonleitungen durchzogen war, vom Blizzard überrascht wurden – sehr schnell Hilfe gebracht.

Anzapfen der Telefonleitung: Wenn Sie einen Lautsprecher irgendeiner Bauart haben, verbinden Sie seine beiden Kabel mit blanken Stellen der beiden Telefonleitungen. Gegen den Lautsprecherkegel zu klopfen kann Impulse erzeugen, die ein Telefon zum Läuten bringen. Sobald jemand antwortet, können Sie über den Lautsprecher sprechen oder das SOS-Signal klopfen. Telefone arbeiten nicht mit gefährlichen Stromstärken. Diese Methode klappt allerdings nicht bei modernen Faseroptikleitungen.

Durchtrennen der Leitung: Das alarmiert den Reparaturtrupp! Die meisten Telefongesellschaften können feststellen, wo ungefähr die Leitung gestört ist. Denken Sie aber daran, dass das eine ernste Sache ist, die vielen Menschen Ärger und sogar Gefahr bringen kann.

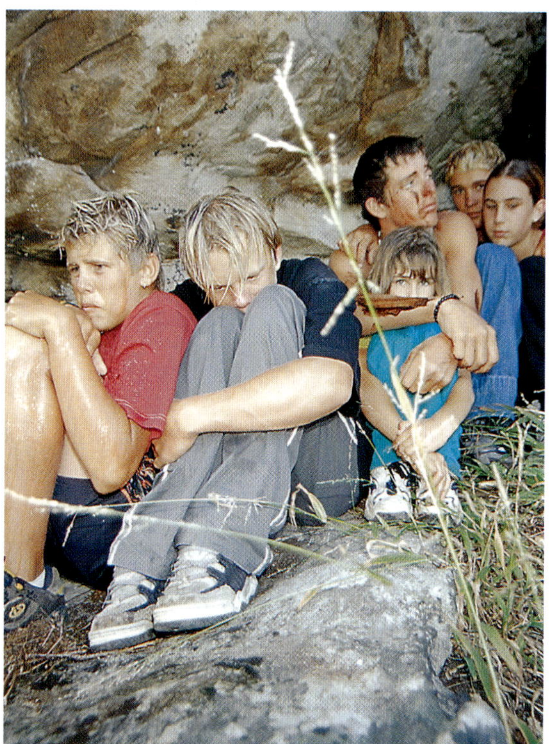

DIE WÄRMEMENGE EINER GROSSEN, ZUSAMMENGEKAUERTEN GRUPPE KANN LEICHTER ERFASST WERDEN ALS DIE EINES EINZELNEN.

Batterie-Tipps

- *Bewahren Sie alle Batterieenergie für Notfälle auf oder für Signale, wenn Sie ein Rettungsflugzeug oder -boot sehen oder hören. Schalten Sie das Gerät in langen Wartezeiten ab.*
- *Die meisten Geräte haben eine bestimmte Betriebsspannung, wenn Sie die erhöhen wollen, schalten Sie die Batterien in Serie zusammen: den positiven Pol der einen mit dem negativen Pol der nächsten – so ergeben zum Beispiel vier 1,5-Volt-Stablampen-Batterien 6 V. Wenn Sie die Energie erhöhen wollen, arbeiten Sie parallel: alle Pluspole und alle Minuspole zusammenschalten – das erhöht die Energie bei gleicher Voltzahl.*
- *Viele Geräte wie elektronische Spiele, Elektrorasierer oder Laptop-Computer enthalten Batterien. Wenn Sie einen Kurzwellensender oder ein Handy für Ihren Notruf haben, können Sie sie vielleicht mit den Batterien anderer Geräte betreiben. Überprüfen Sie die Spannung.*
- *Kleine Batterien sind schnell erschöpft, wenn sie einen größeren Sender betreiben sollen: eine Parallelschaltung verschiedener Batterien kann dem jedoch abhelfen.*
- *Halten Sie die Batterien warm: Stecken Sie sie in einen Schlafsack oder tragen Sie sie am Körper – aber erwärmen Sie sie nie mit einem Feuer. Halten Sie sich von Batteriesäure fern.*
- *Fassen Sie Ihre Notrufe kurz und richten Sie regelmäßige Sendezeiten ein (alle zwei Stunden etwa): Selbst wenn ein Suchtrupp Ihre Signale nur an der Grenze der Reichweite empfängt, wird er wissen, wann er Ihren Notruf wieder erwarten kann, und kann Ihren Standort genauer bestimmen.*
- *Solare Batterieladegeräte laden die Zellen in der Sonne in wenigen Stunden auf. Viele Jachten haben sie, auch einige Caravans und Flugzeuge – und sogar einige Kinderspielzeuge.*

Infrarot-Suchgeräte

Sich bei Kälte zusammenzukauern hält nicht nur warm und verhindert Wärmeverlust des Einzelnen: Es schafft auch eine größere Infrarot- (Wärme-) Fläche. Mit Infrarot-Detektoren können zivile und militärische Suchtrupps Menschen am Boden auffassen.

Hubschrauber-Rettung

Hubschrauber werden oft für die abschließende Rettungsaktion eingesetzt, unterliegen aber auch Beschränkungen. Sie benötigen eine hindernisfreie An- und Abflugschneise sowie einen gesäuberten Landeplatz und können an steileren Hängen nicht aufsetzen, da ihre Rotoren mit dem Hang kollidieren würden. Die Zeichnung unten zeigt, wie ein sicherer Landeplatz aussehen sollte. Ein Behelfswindsack wurde mit einer langen Hose hergestellt; er zeigt die Windrichtung an und der Hubschrauber landet gegen den Wind. Das große »H« auf dem Boden dirigiert ihn zu einer Lichtung, die relativ eben und hindernisfrei ist. Die zu rettenden Personen sind geschützt und sicher vor den Rotorblättern und deren Abwind; ihr Gepäck ist mit Felsbrocken beschwert.

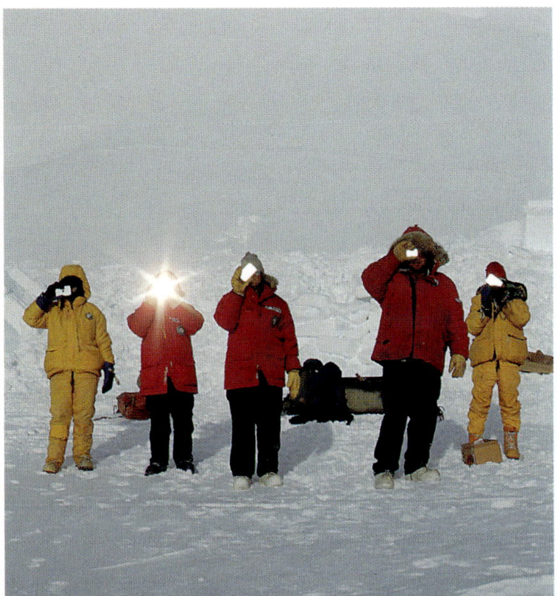

BLITZENDE SPIEGEL UND FARBIGE KLEIDUNG HELFEN DER HUBSCHRAUBERBESATZUNG, SIE AUSFINDIG ZU MACHEN.

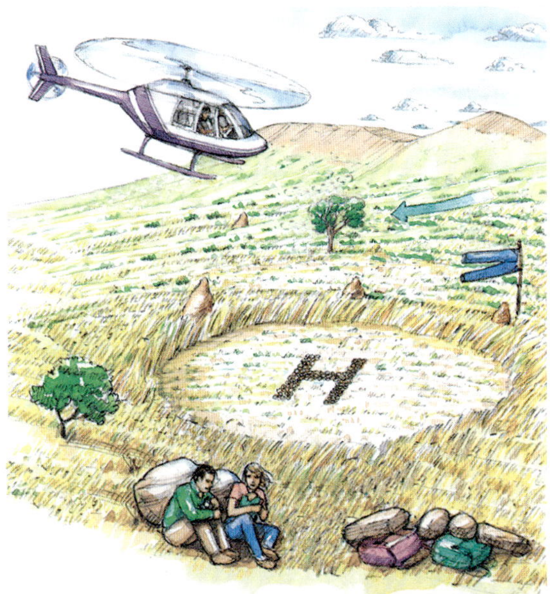

UNTERSTÜTZEN SIE DEN PILOTEN, INDEM SIE EINEN GEEIGNETEN LANDEPLATZ MIT EINEM WEITHIN SICHTBAREN »H« KENNZEICHNEN.

Anforderungen an den Landeplatz

Die Piloten setzen nicht gern senkrecht auf einer Lichtung auf, sondern bevorzugen einen tiefen, horizontalen Anflug meist gegen den Wind. Ein geeigneter Landeplatz erfordert:

- *eine freie Fläche mit weniger als 10° Hangneigung und einem Durchmesser von mindestens 30 m;*
- *keine hohen Hindernisse (Bäume, große Felsen), die den Abflug in flachem Winkel behindern;*
- *keine Telefon- oder Überlandleitungen in der Nähe;*
- *Entfernen aller Zweige, Äste, auch Kies; ist er schneebedeckt, wird der festgetreten;*
- *Anzeige der Windrichtung (Behelfswindsack, Rauchkörper, Handsignal – stehen Sie mit dem Rücken zum Wind, beide Arme nach vorn ausgestreckt);*
- *Hilfe fürs Auffinden durch Spiegelsignale, auffallende Kleidung oder Einkerben eines großen »H« in den Boden des Landeplatzes.*

Vorsichtsmaßnahmen bei Hubschraubern

- *Nähern Sie sich dem Hubschrauber nur von vorn oder von der Seite, nachdem Sie dazu aufgefordert wurden.*
- *Warten Sie nach Abstellen des Triebwerks, bis die Rotorblätter völlig zum Stillstand gekommen sind – die sich absenkenden Blätter könnten Sie enthaupten!*
- *Nähern Sie sich einem Hubschrauber niemals von der Hangseite: Die Rotorblätter können sich sehr dicht über dem Boden drehen.*
- *Wenn Sie sich dem Hubschrauber nähern, ducken Sie sich und haben keine losen Gegenstände bei sich (Hut, Schlafsack, Seile).*
- *Halten Sie lange Gegenstände (zusammengeklappte Bahre) nicht senkrecht.*
- *Wenn die Landung unpraktisch oder zu schwierig erscheint, benutzt die Besatzung eine Seilwinde, um Rettungspersonal hinabzulassen oder einen Patienten hochzuziehen – die Schlinge der Winde kann dann statisch stark aufgeladen sein: Lassen Sie sie erst den Boden oder das Wasser berühren, bevor Sie danach greifen.*
- *Befestigen Sie das Seil nie an einem festen Gegenstand (Jacht, Baum oder Bahre), bevor Sie dazu aufgefordert werden: Der Hubschrauber kann jeden Moment gezwungen sein, abzudrehen.*
- *Wenn Sie die Windenschlinge benutzen, heben Sie die Arme, streifen die Schlinge über, befestigen die Metallöse (wenn sie eine hat) und schieben sie unter die Achselhöhlen.*
- *Geben Sie das Daumensignal, bevor Sie die Hände ineinander verschränken. Nach diesem Signal dürfen Sie die Arme nicht mehr anheben.*

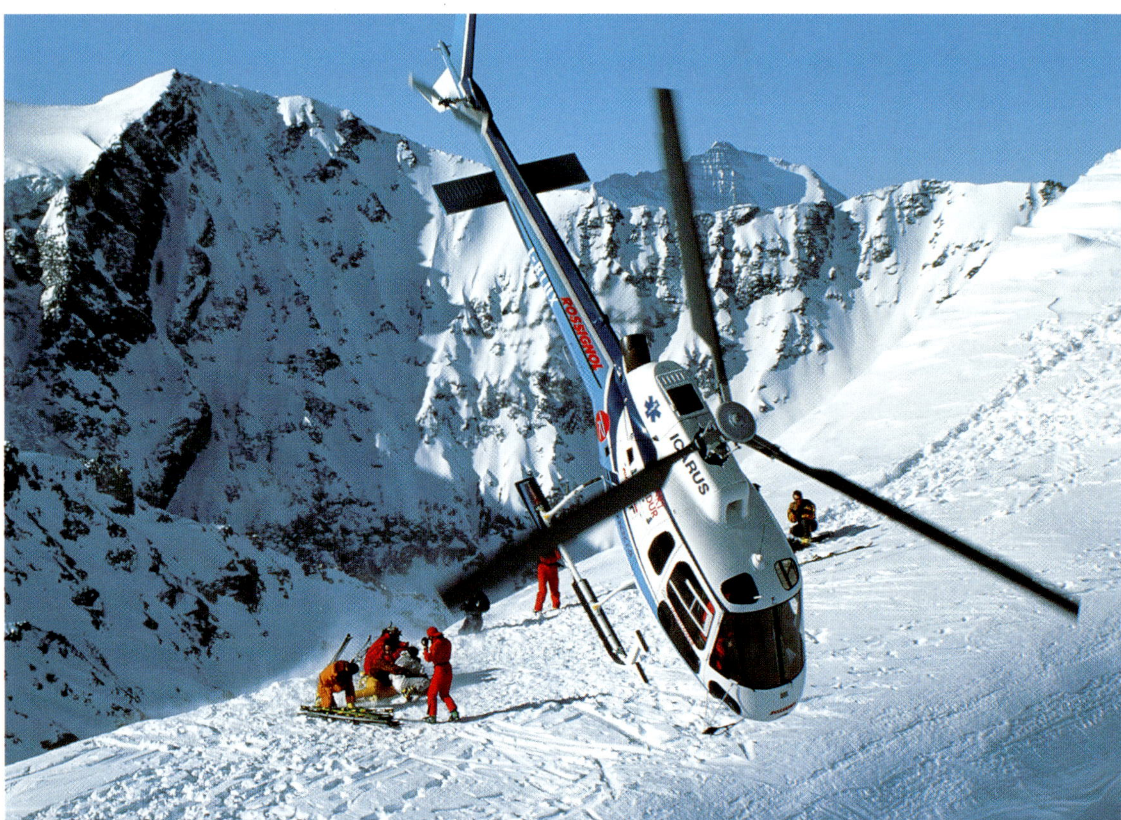

WEGEN DER PROBLEMATISCHEN STEILHEIT DIESES HANGES MUSS DIE BESATZUNG DEN PATIENTEN MIT EINER WINDE AN BORD HOLEN.

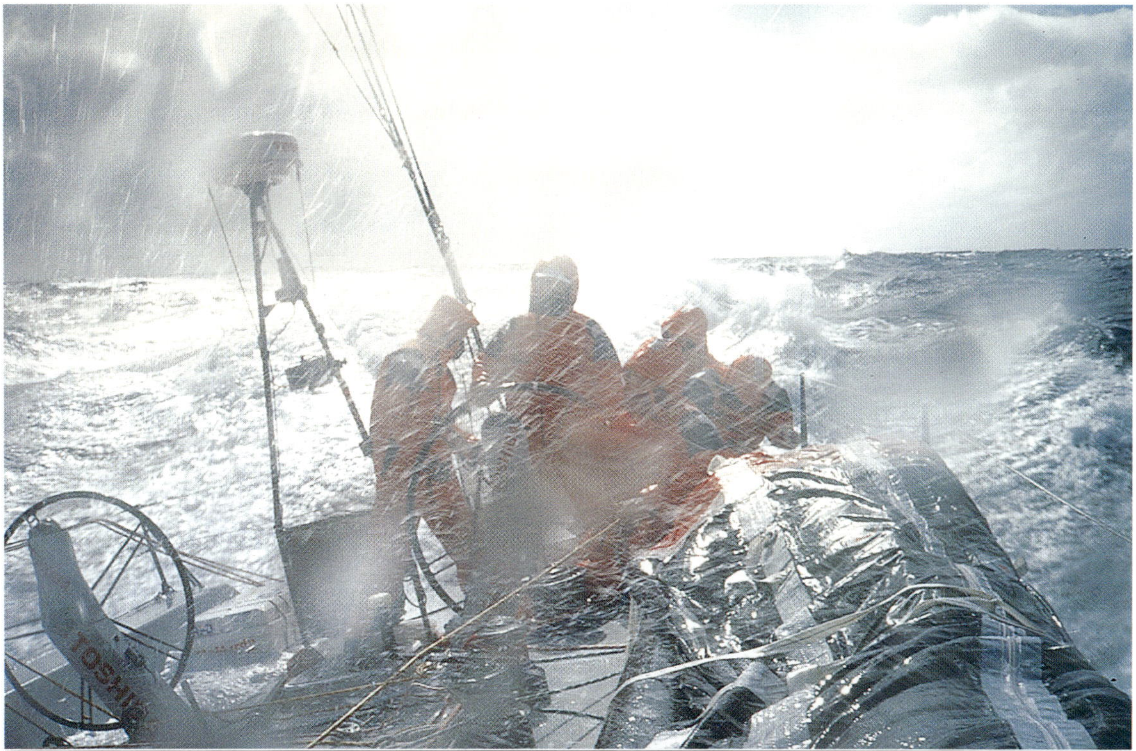

RAUE SEE UND STÜRMISCHER WIND ERSCHWEREN SEENOT-RETTUNGSAKTIONEN; BEI DER HIER HERRSCHENDEN KÄLTE KOMMT ES SCHNELL ZU UNTERKÜHLUNGEN.

Rettung auf See

Raue See mit hohen Wellen kann es dem Rettungsboot erschweren, sich Ihnen zu nähern. Dann können Sie aufgefordert werden, ins Wasser zu springen. Das mag Sie erschrecken, aber lassen Sie sich von der Erfahrung der Retter leiten. Legen Sie zuvor Ihre Rettungsweste an und ziehen Sie sie fest. Wenn mehrere Leute gerettet werden, versuchen Sie zusammenzubleiben.

Wenn Sie von Ihrem Boot gerettet werden sollen, stellen Sie sich auf der Leeseite (dem Wind abgekehrt) an die Reeling, bis das andere Boot sich heranschiebt. Klettern Sie dann schnell über Ihre Reeling und greifen Sie nach der Reeling oder Leiter des anderen Bootes, bevor Sie Ihre Reeling loslassen.

Hinüberspringen sollten Sie nur im äußersten Notfall. Eine Gruppe sollte das Rettungsboot nicht überfallen – bleiben Sie ruhig und nähern Sie sich dem Boot in ordentlicher Weise. Einer sollte das Kommando übernehmen und die Aktion koordinieren.

Feindliche Gruppen

Obwohl gesehen werden meist sehr wichtig ist, kann es geschehen, dass Sie den Kontakt mit einer Gruppe oder Einzelperson vermeiden möchten: Sie können sich in einem Guerillakrieg wiederfinden, unerwünschte Aufmerksamkeit von Drogen- oder Waffenschmugglern auf sich ziehen oder aus politischen Gründen entführt werden. Wenn Sie auf eine Gruppe stoßen, über deren Absichten Sie sich nicht im Klaren sind, beobachten Sie sie eine Weile, bevor Sie sich ihr nähern. Sie können eine Menge herausfinden, wenn Sie ihr Verhalten studieren.
Wenn Sie sich nicht sicher sind, schicken Sie nur ein oder zwei Mitglieder Ihrer Gruppe als Kundschafter – der Rest bleibt im Verborgenen. Die Kundschafter sollten einfach gekleidet sein und alle sichtbaren Zeichen von Wohlstand zurücklassen. Wenn sie gefangen genommen oder festgehalten werden, sind Sie hoffentlich in der Lage, Hilfe herbeizurufen oder sie zu einem späteren Zeitpunkt zu befreien.

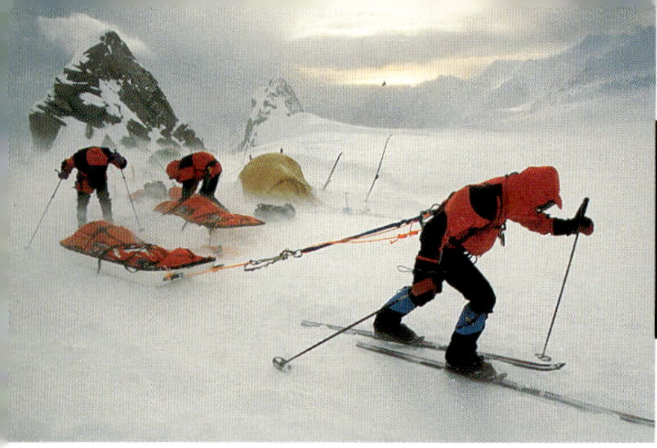

Überlebens-schwerpunkte

In einer Notlage sind die Überlebensschwerpunkte Unterschlupf, Kleidung, Wasser und Nahrung. In diesem Kapitel wird angesprochen, was Sie in die verschiedenen Wildnisgebiete mitnehmen sollten, wie Sie auf den ersten Schock eines Desasters reagieren sollten, wie Sie das, was Sie bei sich haben, am besten nutzen und wie Sie sich behelfen, wenn Sie feststellen, dass Ihnen notwendige Ausrüstungsteile fehlen.

Handeln!

Der bei weitem größte Killer in extremen Situationen ist Panik. Sie führt zu unsinnigen und unbedachten Handlungen oder ebenso gefährlicher Untätigkeit. Stürmen Sie nicht sofort los – nehmen Sie sich Zeit, über Ihre Möglichkeiten nachzudenken. Es wäre unsinnig, einen kunstvollen Unterstand direkt neben einem Flugzeugwrack zu errichten, nur um herauszufinden, dass dort noch Brandgefahr besteht, und genauso töricht, loszumarschieren, ohne das Wichtigste mitzunehmen.

Die Reihenfolge, in der Sie sich mit den Schwerpunkten befassen, hängt von den Umständen ab – generell jedoch sollten die persönliche Sicherheit und die der Gruppe an erster Stelle stehen.

Verletzte oder eingeklemmte Menschen: Setzen Sie dem Heldenmut die Wirklichkeit entgegen – bei einem Autounfall denken Sie an die Gefahr einknickender Bauteile; setzen Sie niemanden einer Gefahr aus.
Die Gruppe: Rufen Sie die Gruppe zusammen und stellen Sie sicher, dass jeder die Lage versteht und bei der anschließenden Planung mitmacht, und sprechen Sie ängstlichen oder verstörten Mitgliedern Mut zu. Nach einem Unfall stehen viele Menschen noch unter Schock. Wenn dies der Fall ist, werden Kleidung und Unterschlupf zu Ihren ersten Schwerpunkten.

GEGENÜBER: EIN IGLU BIETET ZWAR KEINE WÄRME, DA ES ABER DEN EISIGEN WIND ABHÄLT, BLEIBT SEINE INNENTEMPERATUR KONSTANT.

Bergen: Bergen Sie, was Sie sicher aus einem Wrack herausholen können, aber setzen Sie niemanden einer unangemessenen Gefahr aus.
Grundbedürfnisse: Nur wenn Ihre Gruppe die Notlage versteht und auch die Rolle jedes Einzelnen, sollten Sie sich – je nach Lage – um die Belange der Mitglieder kümmern.

Kleidung

Auch wenn Sie beim Packen Ihrer Kleidung vom Schlimmsten ausgehen, wird Ihnen später etwas fehlen und Sie müssen improvisieren. Kälte – ob auf See oder an Land – stellt die bei weitem größte Gefahr dar. Allerdings können extreme Hitze und Luftfeuchtigkeit ohne angemessene Bekleidung ebenso große Schwierigkeiten bereiten.

Autositzbezüge ergeben gute Jacken, wenn man Löcher hineinschneidet; Fußmatten isolieren und halten warm; dünne Schaumstoffmatratzen kann man sich um den Körper schlingen und Fallschirme, Segel und Zelte können die Sonne sowie Kälte und Wind fern halten.

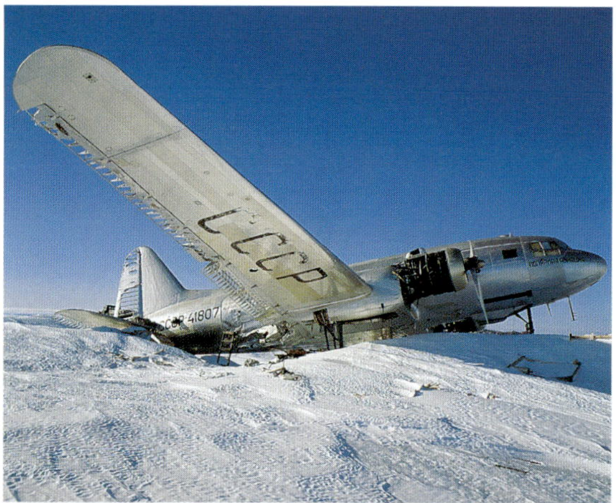

OBEN: WENN BEI EINEM FLUGZEUGABSTURZ ALLE INSASSEN GERETTET SIND, SOLLTE SOVIEL BRAUCHBARES MATERIAL WIE MÖGLICH AUS DEM WRACK GEBORGEN WERDEN.

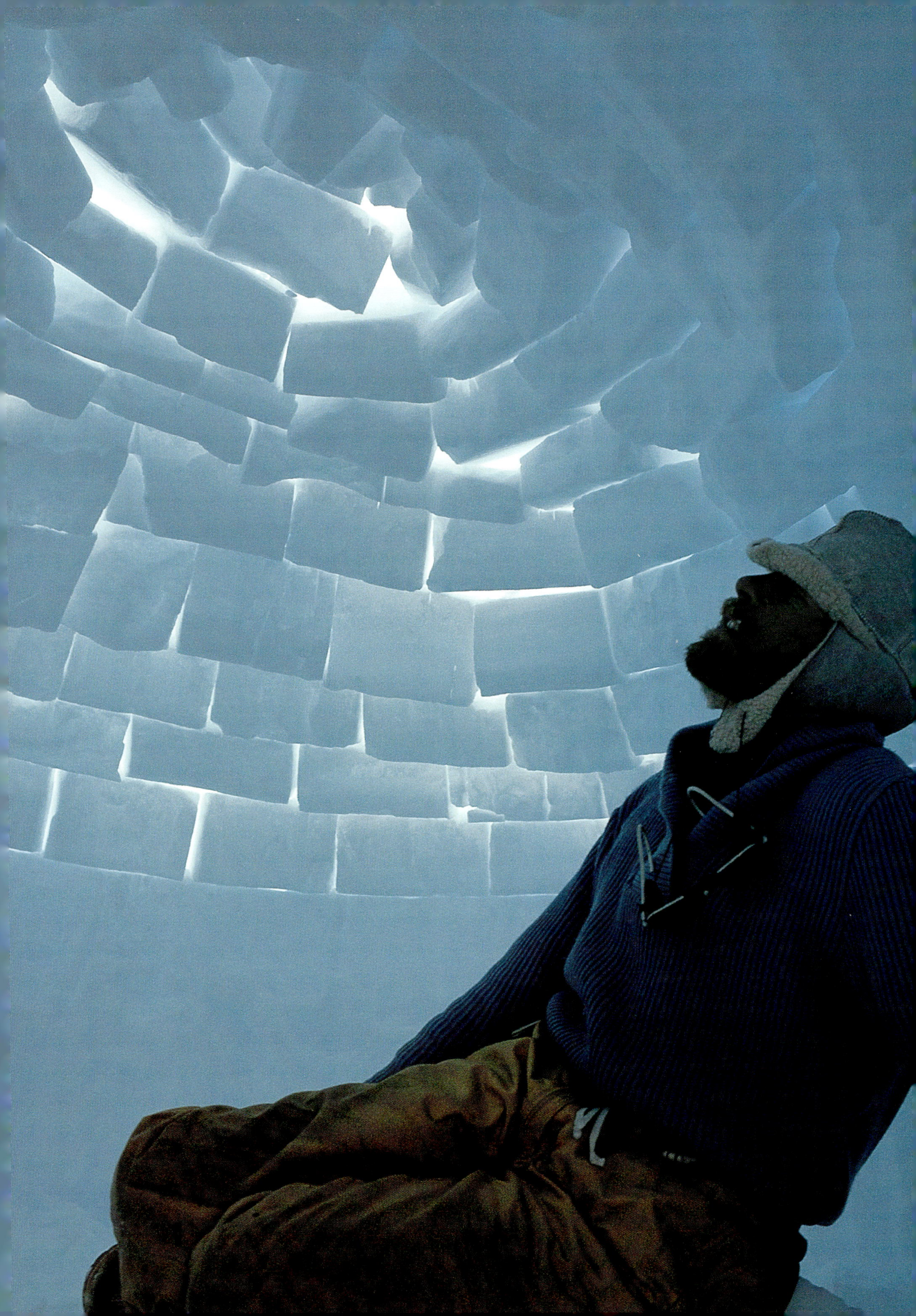

Kleidung gegen Kälte

Kälte kann töten, und Nässe und Wind verstärken die Wirkung der Kälte noch. Nehmen Sie stets genügend Kleidung mit, um auf unvorhergesehene Wetterumschwünge reagieren zu können, besonders auf See und im Hochgebirge. Folgen Sie dem Zwiebelschalenprinzip: Mehrere Kleidungsschichten schließen warme Luft ein und isolieren wirksam gegen Kälte. Sie können dann Ihre Temperatur regeln, indem Sie Schichten hinzufügen oder ablegen.

***Innere Schicht:** eine warme, absorbierende Innenschicht aus Polypropylen oder einem ähnlich saugfähigen Stoff, der Feuchtigkeit von der Haut nach außen ableitet. Notfalls tut das auch ein T-Shirt.*

***Mittlere Schicht(en):** meist ein Hemd aus dicker Wolle, Nylon oder (noch besser) Vlies sowie eine Daunenkleidung, die – gemessen an ihrem Isolierwert – sehr leicht ist; oder aber Polarvlies oder eine ähnlich dicke Kunstfaser.*

***Äußere Schicht:** wind- und wasserdicht; am besten ein atmender Stoff aus Mikrofaser wie Goretex, der den Schweiß von Ihrem Körper nach außen ableitet.*

***Extremitäten:** zwei Paar Socken (ein dünnes und ein dickes Paar), Handschuhe und eine wollene Mütze – bis zu 25 Prozent der Körperwärme können über den ungeschützten Kopf- und Nackenbereich verloren gehen, weitere 20 Prozent über Hände und Füße.*

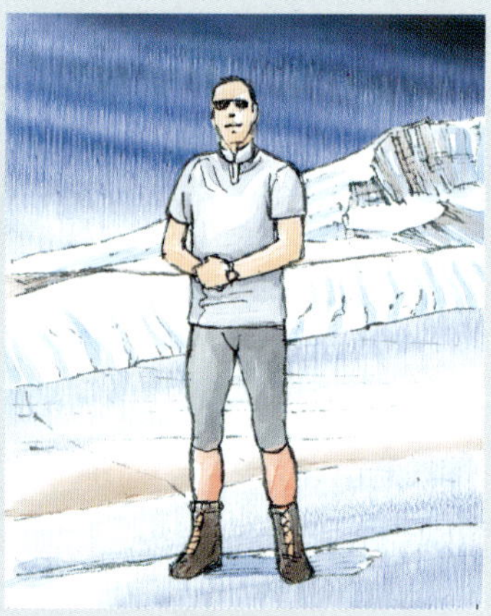

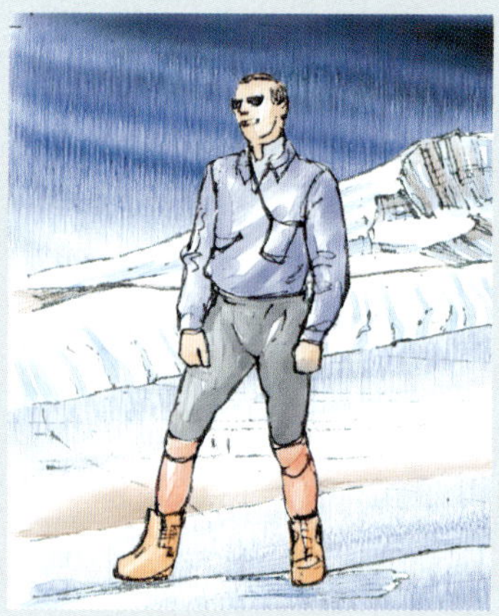

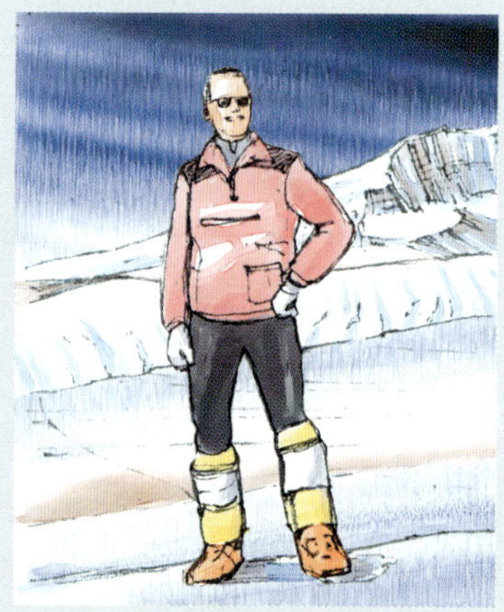

Unterschlupf suchen

Sonne, Wind und Kälte wirken auf den Körper ein, also müssen Sie sich davor schützen. Wenn Sie kein Zelt haben, müssen Sie natürliche Unterstände suchen wie Höhlen, Überhänge oder Bodenvertiefungen – gibt es sie nicht, müssen Sie improvisieren. Das Gefühl persönlicher Sicherheit ist eng damit verbunden, ein Dach über dem Kopf zu haben, und da das Überleben stark von der Geisteshaltung abhängt, sollte man im Unterschlupf stets mehr als nur eine körperliche Notwendigkeit sehen.

Zelte

Mit einem guten Zelt können Sie auch unter extremen Bedingungen kampieren. Wenn Sie aus Steinen, Holzstämmen, Erde oder Schnee einen Windschutz errichten, hilft dies, das Zelt fest zu verankern und auch starken Winden zu widerstehen. Selbst starker Regen oder Schneefall sollten kein Problem darstellen, vorausgesetzt, dass Sie Gräben um das Zelt gezogen haben und es vom Schnee befreien, bevor die Zeltstangen brechen.

Bauen Sie Ihr Zelt nicht in der Nähe von Steilhängen auf, aber auch nicht in Vertiefungen, die überflutet werden könnten. Kampieren Sie in der Nähe eines Flusses stets oberhalb eines möglichen Hochwassers: Das Wasser kann sich weit oberhalb ansammeln und dann als wilde Sturzflut auf Sie zuschießen. Schützen Sie Ihr Zelt vor dem Wind, indem Sie es in Lee von Bäumen, Büschen oder Felsen aufbauen. Wenn Sie im Schnee zelten, meiden Sie mögliche Lawinenbahnen.

Handelsübliche Zelte

***a) Kuppelzelt** – gut im Gebirge bei starkem Wind und Schneefall; höchstes Stärke-zu-Gewicht-Verhältnis. Mit drei oder vier Stangen stabiler als mit nur zwei.*

***b) Firstzelt** – bietet viel Kopffreiheit und ist oft preiswerter als das Kuppelzelt, bei Wind jedoch nicht so stabil.*

***c) Tunnelzelt** – recht stabil und für seine Größe leichter als das Kuppelzelt, bei starkem Schneefall jedoch nicht so gut.*

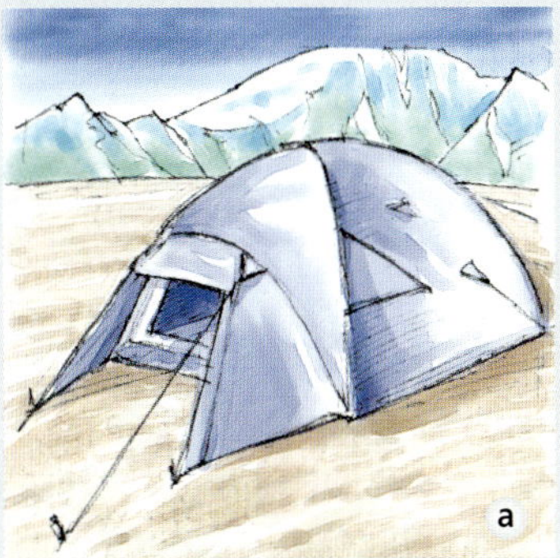

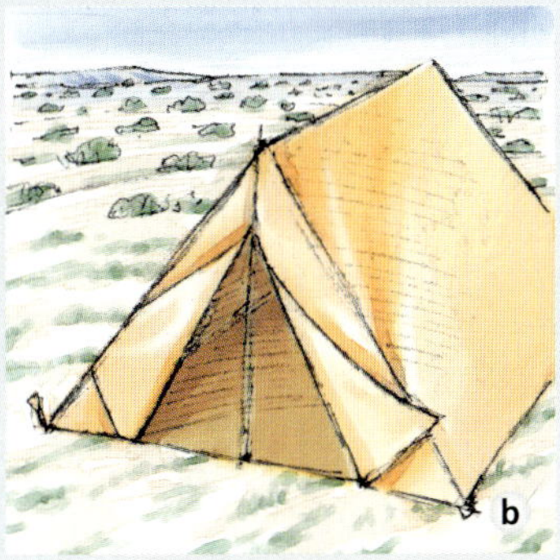

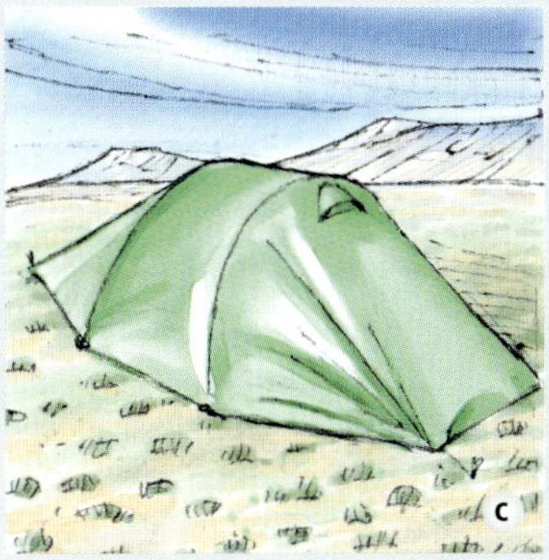

Natürliche Unterstände

Löcher: Ein Loch oder ein Hohlraum unter einem Felsen kann Sie wirksam vor Wind schützen. Bedecken Sie es mit Zweigen oder anderem Material.

Baumstämme und umgestürzte Bäume: Schaffen Sie sich einen Schutzraum, indem Sie in Lee eines Stammes eine Vertiefung in den Boden kratzen und sie mit Zweigen abdecken.

Senken unter schneebedeckten Bäumen: Unter den unteren Ästen von Nadelbäumen bilden sich bei Schnee Senken, die Sie durch Graben noch erweitern können.

Höhlen oder Felsüberhänge: Suchen Sie am Eingang nach Spuren, um auszuschließen, dass sie nicht von einem Tier bewohnt wird. Bedecken Sie den Eingang mit Gebüsch, Zweigen oder anderem Material, um sich vor den Elementen zu schützen. Achten Sie auf ausreichende Belüftung.

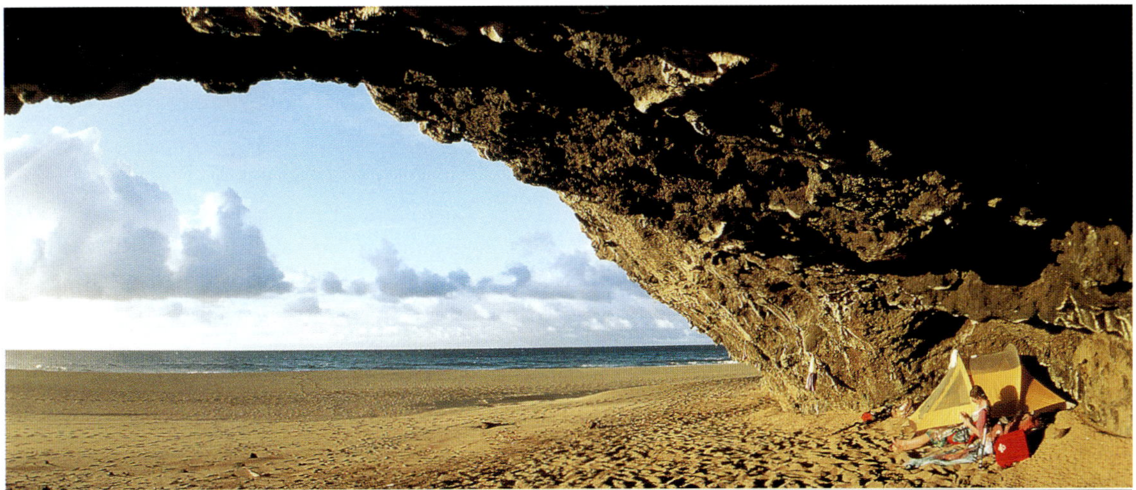

DIE FELSENHÖHLE SCHÜTZT VOR DEN ELEMENTEN UND TEILWEISE AUCH VOR AUFLANDIGEM WIND.

Schneebauten

Schutz vor dem Wind hat oft hohe Priorität. In einem Schneebau kann die Temperatur konstant bleiben – draußen liegen sie oft weit darunter. Zu den lebensrettenden Optionen zählen auch ein Schneegraben, abgedeckt mit einer Isoliermatte oder schneebedeckten Zweigen, und eine Höhle im Schnee oder in einem Gletscher.

Bau eines Kwinsi

Einfaches Iglu (s. Zeichnung) aus kompaktem Schnee:

- *Bauen Sie eine etwa 1 m hohe Pyramide aus zusammengestellten Rucksäcken oder anderer Ausrüstung. Häufen Sie Schnee darauf, klopfen Sie jede 5–10 cm starke Schicht fest und lassen Sie sie etwa 20 min anfrieren.*
- *Wenn die Kuppel etwa 1,5 m hoch ist und einen Durchmesser von 2,5–3 m aufweist, stecken Sie kurze Stöcke (oder Ähnliches) etwa 25 cm tief hinein.*
- *Graben Sie einen Eingang und entfernen Sie den Schnee aus dem Inneren, bis Sie die Rucksäcke herausholen können. Höhlen Sie das Kwinsi so weit aus, bis Sie die Stöcke erreichen. Klopfen Sie den Schnee innen fest.*
- *Verschließen Sie den Eingang mit einem Rucksack, um die Wärme zu erhalten.*

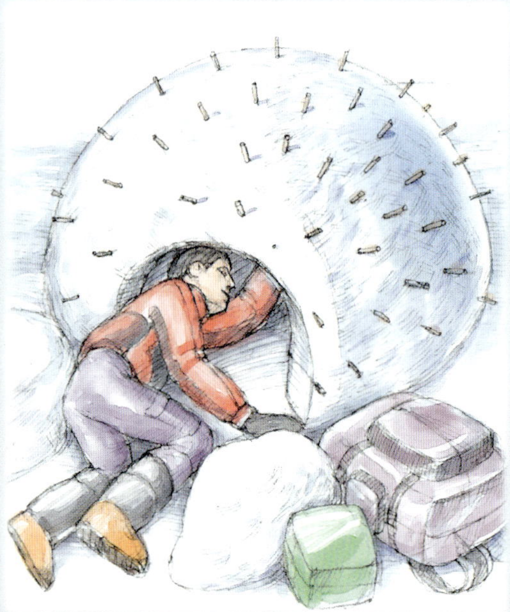

Bau eines Kwinsi

In der Wüste

Trockene Luft und mangelnde Isolierung ergeben äußerst heiße Tage und bitterkalte Nächte. Schutz vor der Sonne ist ein Schwerpunkt – nehmen Sie Segel, Isoliermatten, Stofffetzen oder anderes greifbares Material wie den Schlafsack. Bauen Sie den Sonnenschutz auf Stangen, Steinen oder Rucksäcken, um Luftzirkulation zu ermöglichen. Wenn Sie nichts zum Bedecken haben, suchen Sie den kleinsten Schatten auf: an Felsen oder Wüstenpflanzen, so spärlich er auch sein mag. Wenn Sie graben, ist der Sand zunächst sehr heiß, aber wenn Sie tief genug graben, erreichen Sie kühleren Sand. Legen Sie sich in das Loch und bedecken Sie sich mit Sand: Das schützt Sie vor der gefährlichen UV-Strahlung.

Diese Methode kann Sie nachts auch vor Kälte schützen, zuvor jedoch sollten Sie sich in ein Betttuch oder in Segeltuch einwickeln, wenn vorhanden.

Wenn Sie sich vor einem Sandsturm schützen müssen, setzen Sie sich mit dem Rücken zum Wind und bedecken Ihren Körper. Wenn Sie ein Tuch lose um Ihren Kopf schlingen, schützen Sie sich vor dem prickelnden Sand, können aber trotzdem noch atmen.

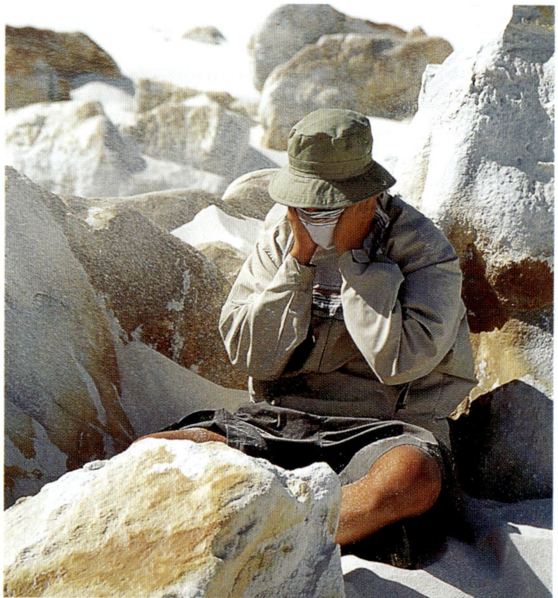

EIN KOPFTUCH, EIN SCHAL ODER EIN ANDERES STÜCK STOFF VOR DEM GESICHT ERLAUBT IHNEN, IM SANDSTURM ZU ATMEN, FILTERT ABER DEN SAND HERAUS.

Schutzbauten in den Tropen

Die meisten Schutzbauten beruhen auf Improvisation, abhängig von den Umständen und den verfügbaren Materialien. Die hier dargelegten Anregungen müssen Sie gegebenenfalls abändern.

Tipi
Laschen Sie sechs bis acht lange Stangen oben zusammen, stellen Sie sie aufrecht hin und spreizen Sie sie gleichmäßig auseinander. Kleine Löcher für die Stangen stabilisieren die Konstruktion. Bedecken Sie sie mit Segeltuch; nehmen Sie Zweige mit überlappenden Blättern, wenn nichts anderes verfügbar ist.

First-Unterstand
Sie können einen guten, wasserdichten First-Unterstand bauen, indem Sie Segeltuch, kleine Äste mit Blättern oder Gras verwenden. Auch Bambus ist ein hervorragendes Baumaterial, aber Vorsicht: Es kann beim Bearbeiten gefährlich splittern!

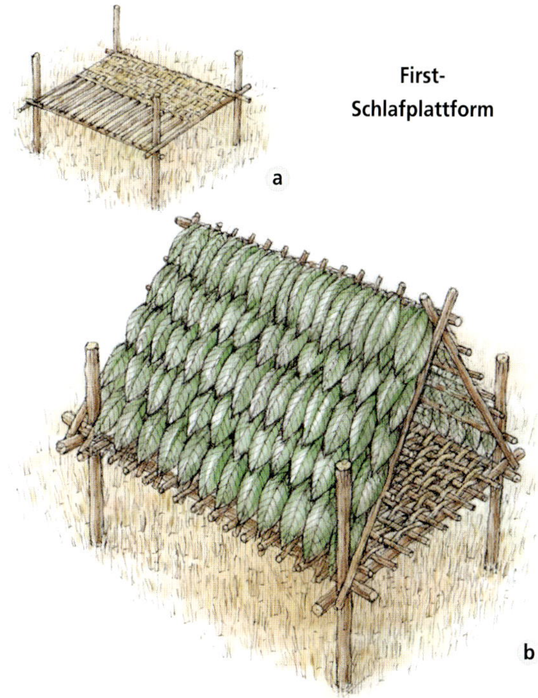

First-Schlafplattform

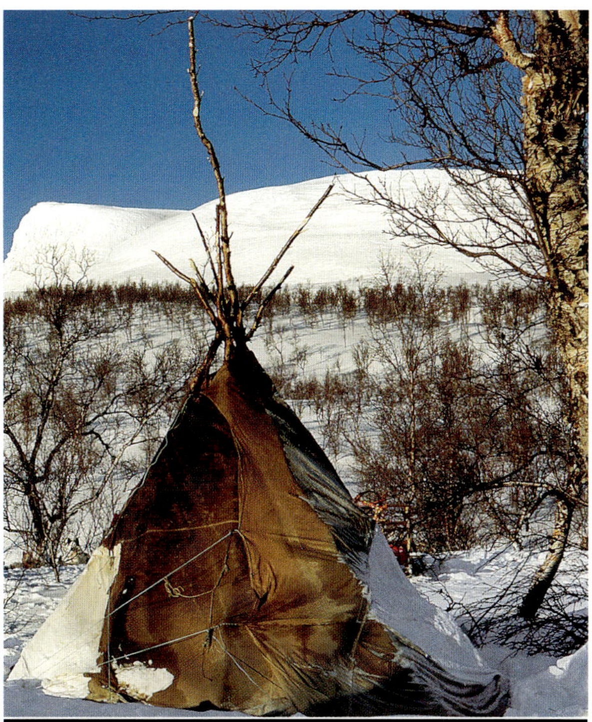

ABGELEITET VON DEN KEGELFÖRMIGEN TIERHAUTZELTEN DER NORDAMERIKANISCHEN INDIANER, IST DAS TIPI EINE DER EINFACHSTEN STRUKTUREN UND ERSCHEINT NOCH HEUTE ALS MODERNES ZELT.

Schlafplattform
Wegen Feuchtigkeit und krabbelnder Insekten empfiehlt es sich, den Schlafplatz über dem Boden anzubringen. Nehmen Sie vier senkrechte Stangen, die Sie mit waagerechten Trägern verlaschen, um den Rahmen für die Schlafplattform zu schaffen. Legen Sie zahlreiche Querstangen (A) darauf, auf denen Sie sich eine Behelfsmatratze aus Gras, belaubten Zweigen oder anderem Material machen. Bauen Sie ein Firstdach (oder auch Tipi), das Sie an den vier Stangen befestigen.

Hängematte
Mit der Netz-Herstellungsmethode (S. 65) können Sie eine Hängematte anfertigen, die Druckstellen vom langen Liegen verhindert, falls ein krankes Gruppenmitglied einmal mehrere Tage das Bett hüten muss. Mit Hängematten kann man zudem Schlafsäcke vom feuchten Boden und von Krabbeltieren fernhalten. Spreizstangen aus Holz oder Metall an beiden Enden verhindern, dass sich die Hängematte um Sie herumwickelt.

Wasser

Wasser ist für den Körper bei weitem wichtiger als Nahrung. Wir können ohne Nahrung etliche Tage oder sogar Wochen überleben, aber nur wenige Tage ohne Wasser – dann verschlechtern sich die lebenswichtigen Funktionen.

Unter normalen Umständen benötigt ein durchschnittlich aktiver Mensch 2–4 Liter Wasser pro Tag. Wenn Sie sich in einer Notlage befinden, in der Ihnen das Wasser ausgehen kann, verlassen Sie sich nie darauf, dass Sie noch rechtzeitig gerettet werden – machen Sie eine Bestandsaufnahme aller verfügbaren Flüssigkeiten und rationieren Sie sie streng.

Körperflüssigkeit erhalten

- *Wenn Sie von Beginn an leicht durstig bleiben, urinieren Sie weniger und speichern das Wasser für Zeiten des Mangels.*
- *Selbst bei strenger Kälte geht wegen der geringen Luftfeuchtigkeit beim Atmen Flüssigkeit verloren. Atmen Sie durch die Nase, nicht durch den Mund.*
- *Schränken Sie Ihre körperlichen Aktivitäten ein, um Körperflüssigkeit zu erhalten.*
- *Führen Sie in heißen Gebieten anstrengende Tätigkeiten nachts aus. Bleiben Sie tagsüber im Schatten.*
- *Meiden Sie Alkohol und Koffein.*
- *Meiden Sie trockenes, salziges Essen.*

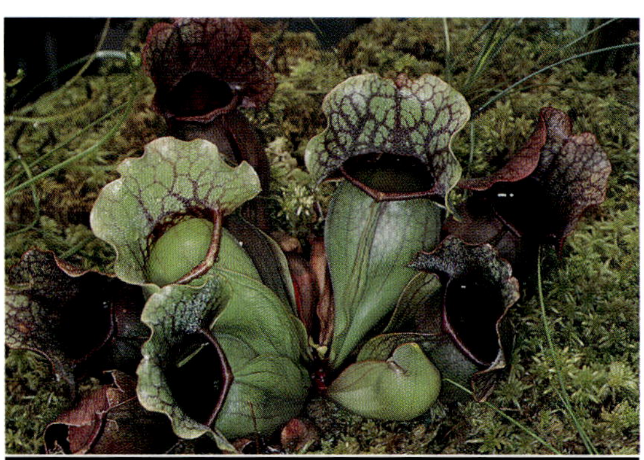

DIESE PFLANZE ENTHÄLT WASSER SOWOHL IN IHREN STIELEN ALS AUCH IN DEN BLUMEN.

Trinkwasser

Umwelt

Regenwasser: Es ist fast weltweit trinkbar, ausgenommen nach einem Vulkanausbruch oder einem Flächenbrand. Sammeln Sie es mit allen Mitteln und speichern Sie, soviel Sie können.

Wasser von Eis oder Schnee: Eis schmilzt leichter und schneller als Schnee. Wenn Sie Schnee nehmen müssen, entnehmen Sie ihn den tieferen Schichten, dort ist er körniger und dichter. Meereis enthält Salz, nicht aber ältere, verwitterte Formationen wie Eisberge, die man an ihrer bläulichen Färbung erkennt. Wenn kein Brennstoff zum Schneeschmelzen vorhanden ist, pressen Sie ihn zu festen Bällen. Die legen Sie in einem wasserdichten Behälter, am besten einem schwarzen Plastiksack, in die Sonne oder in die Nähe des eigenen Körpers. Dann nehmen Sie sie wieder heraus und saugen das Wasser vom Boden der Schneebälle.

Wasser in den Tropen

In den Tropen gibt es immer wieder Regen, oft sogar täglich: Sammeln Sie ihn. Binden Sie großblättrige Pflanzen so zusammen, dass ihre Spitzen auf einen Behälter zeigen. Viele großblättrige Dschungelpflanzen enthalten dort Wasser, wo die Blätter dem Stängel entspringen, so einige der großen, attraktiven Orchideen oder Bromelien.

Die Stämme von Palmen und Bananenstauden enthalten viel Wasser. Schneiden Sie eine Bananenstaude dicht über dem Boden ab und bohren Sie mit einem scharfen Gegenstand ein Loch in den Stumpf: Es füllt sich langsam mit trinkbarem Wasser. Das Wasser von Palmenstämmen gewinnt man sehr leicht, indem man die Spitze eines blühenden Stängels abschneidet und nach unten biegt. Auch Kokosmilch ist wohlschmeckend, aber reife Früchte haben eine stark abführende Wirkung.

Wasser aus Bambusholmen gewinnt man, indem man oberhalb eines Holmknotens eine Kerbe schneidet und das Wasser abfließen lässt. Älterer Bambus enthält oft mehr Wasser als junger, grüner Bambus.

Auch einige Kletterpflanzen – die runden, nicht die flachen – enthalten trinkbares Wasser, aber meiden Sie die mit milchigem Saft: Sie sind meist giftig. Schneiden Sie so weit oben wie möglich eine Kerbe, um das Wasser freizusetzen, und schneiden Sie sie dann unten an, damit das Wasser abfließen kann.

Aufspüren von Wasser
Suchen Sie am tiefsten Punkt. In scheinbar trockenen Flussbetten müssen Sie tief graben, am besten in einer Biegung am äußeren Ufer oder wo es auf Felsen stößt.

Am Strand graben Sie oberhalb der Flutmarke. Geben Sie dem Wasser Zeit, in das Loch einzusickern – es kann brackig schmecken, ist aber trinkbar.

Beobachten von Wild und Vögeln
Folgen Sie Tierfährten oder dem Flug von Vögeln (auf dem Weg zum Wasser fliegen sie enger und schneller). Wild und Vögel trinken meist frühmorgens oder spätnachmittags. Wenn die Fährten hangabwärts führen und zusammenlaufen, können sie zum Wasser führen.

Größere Fische speichern ihr Wasser oft entlang ihrer Wirbelsäule; Sie kommen daran, indem Sie sie vorsichtig ausnehmen und ihr Rückgrat entfernen.

In trockenen Regionen

- *Kakteen und Aloen sind hervorragende Wasserspeicher.*
- *Pflanzenwurzeln enthalten oft Wasser. Graben Sie sie aus und entziehen Sie ihnen das Wasser, indem Sie sie in einem Tuch zerdrücken.*
- *Die Ureinwohner Australiens sammeln Tau, indem sie sich Grasbündel um die Knöchel binden und damit frühmorgens durch feuchtes Gras laufen.*

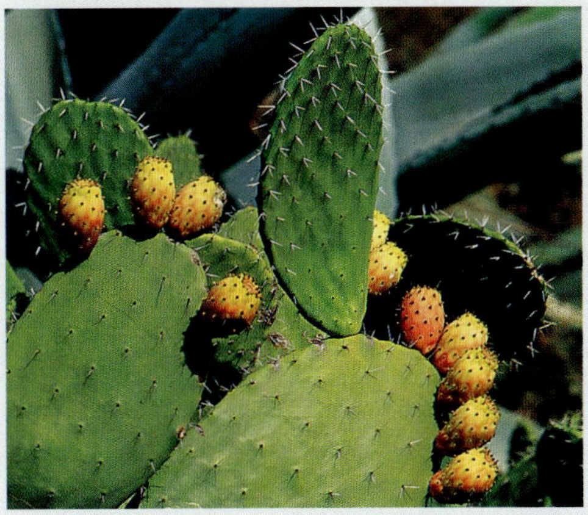

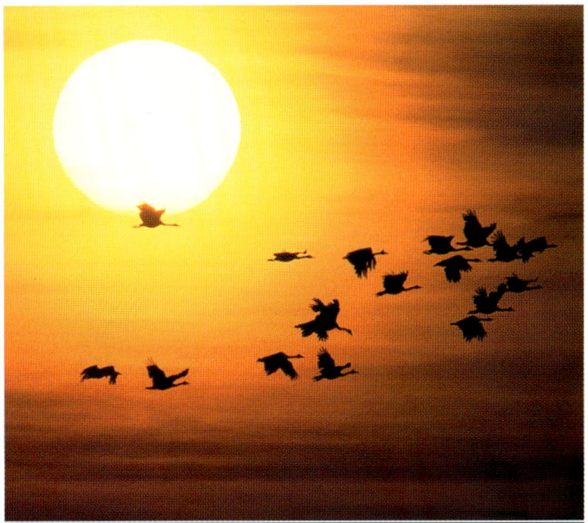

DIE BEOBACHTUNG DES TIERVERHALTENS KANN SIE ZU WASSER FÜHREN.

Wasserentkeimung
Der Spruch vom »kristallklaren Gebirgsbach« ist ein moderner Mythos: Selbst die abgelegensten Gewässer sind heute oft erheblich durch Abwässer belastet. Fäkalien enthalten Mikroorganismen wie die Darmparasiten Giardia sowie weitere Problembakterien und -viren. Beachten Sie:

- Entnehmen Sie das Wasser so nah an der Quelle wie möglich, oder schmelzen Sie sauberen Schnee.
- Die meisten tragbaren Wasserfilter entfernen nicht alle Bakterien und Mikroorganismen, insbesondere nicht Viren. Kaufen Sie einen, der zu 100 Prozent wirksam ist.
- Abkochen nach dem Filtern ist in den meisten Fällen wirksam – aber nicht immer, besonders in großen Höhen. Wenn es Ihr Brennstoffvorrat erlaubt, kochen Sie auf Meereshöhe 10 min ab; pro 300 m darüber addieren Sie 1 min.
- Gefiltertes und abgekochtes Wasser sollte dann mit Entkeimungstabletten sterilisiert werden, um völlig sicherzugehen – entweder mit Jod- oder mit Chlortabletten.
- Eine andere Behelfs-Entkeimungsmethode ist, 1 Liter Wasser 5 Tropfen Haushaltsbleichmittel beizugeben und es dann 45 min stehen zu lassen; es mag eigenartig schmecken, ist aber trinkbar.
- Setzen Sie das Wasser einige Stunden lang in einem flachen Behälter der Sonne aus: Das tötet viele Bakterien und Viren.

Wasserfilter

Der erste Schritt der Reinigung ist, Sedimente herauszufiltern, indem Sie einen guten handelsüblichen Filter benutzen oder sich einen aus Kaffeefiltern, Autoluftfiltern, Taschentüchern oder Kleidungsstücken herstellen.

Wenn Sie anstelle von Wasser nur Schlamm finden, tun Sie den in ein Tuch und pressen die Feuchtigkeit in einen Behälter. Auch wasserhaltige Pflanzen können durch ein Tuch ausgepresst werden.

Wenn Sie im Sand nach Wasser graben, verhindern Sie, dass das Loch einstürzt, indem Sie es mit pflanzlichem Material auslegen. Das hat noch den zusätzlichen Vorteil, dass es kleine Tiere davon abhält, ihrerseits das Wasser zu trinken.

Destillierapparate

Ein Destillierapparat kann Meerwasser und andere Flüssigkeiten (Kühlwasser oder Wasser fragwürdiger Herkunft) zu Trinkwasser umwandeln; wenn er jedoch nicht 100 prozentig wirksam ist (höchst unwahrscheinlich in einer Notlage), ist das Wasser auch nicht völlig rein, kann eigenartig schmecken und/oder Krankheitserreger enthalten.

Wenn Sie keinen Destillierapparat haben, dann filtern Sie – egal wie schlecht das Wasser aussieht – so gut Sie können mit Stein- und Sandfiltern, bevor Sie es trinken. Eine Krankheit kann wahrscheinlich nach Ihrer Rettung geheilt werden, aber Sie sind bis dahin nicht an Flüssigkeitsmangel gestorben!

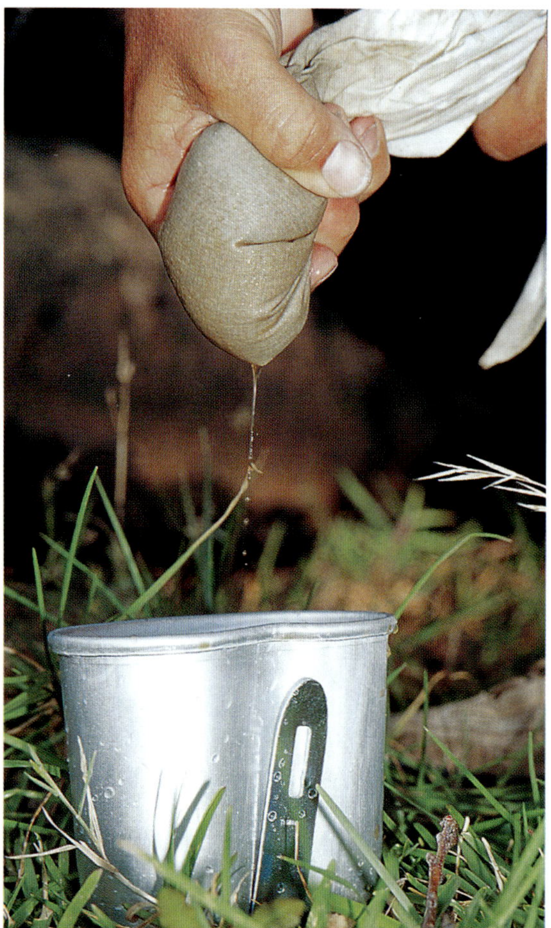

DAS WASSER AUS SCHLAMM ODER PFLANZEN WIRD DURCH EIN TUCH GEPRESST, SOLLTE ABER AUCH NOCH ENTKEIMT WERDEN.

Schwitzwasser

Die meisten Pflanzen schwitzen täglich Wasser aus; das ist Teil ihres natürlichen Wasser- und Nahrungs-Transportsystems. Um diese Wasserquelle auszubeuten, schlingen Sie einen großen Plastiksack um einen belaubten Zweig oder einen Teil eines belaubten Busches, aber schlitzen Sie ihn dabei nicht auf und verschließen Sie alle Öffnungen. Wenn eine Ecke des Plastiksackes tiefer hängt, kann sich das Wasser darin sammeln.

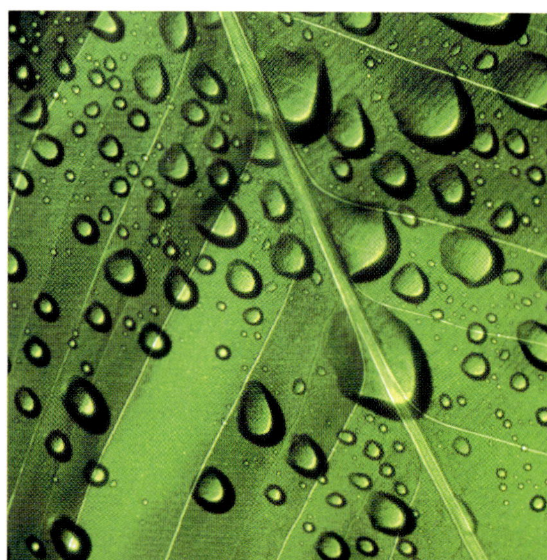

TAU, DER SICH AUF BLÄTTERN SAMMELT, IST EINE EXZELLENTE WASSERQUELLE, DIE VON VIELEN TIEREN GENUTZT WIRD.

Passiver Solar-Destillierapparat

- *Diese Methode sammelt Wasser von schwitzenden Pflanzen.*
- *Graben Sie ein 40 cm tiefes und 50 cm breites Loch und füllen Sie es mit Blättern oder anderer Vegetation.*
- *Stellen Sie einen kleinen Behälter in das Loch; er fängt die Flüssigkeit auf, die gesammelt werden soll.*
- *Ein Stück Plastik, beschwert mit Steinen, hängt über dem Behälter durch: Die Flüssigkeit verdampft, kondensiert an der Plastik und tropft in den Behälter.*
- *Um Meerwasser zu kondensieren und zu reinigen, stellen Sie den kleinen Behälter in einen größeren mit Meerwasser; er fängt dann das destillierte Meerwasser auf.*

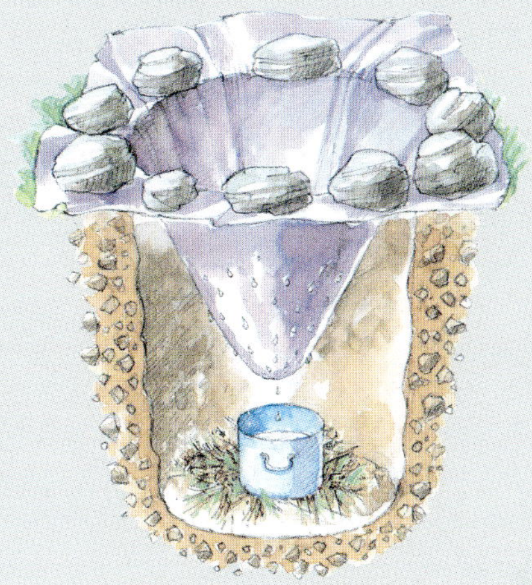

Aktiver Dampf-Destillierapparat

- *Wenn Ihr Fahrzeug liegen bleibt, haben Sie wahrscheinlich die Materialien, die Sie für einen brauchbaren Dampf-Destillierapparat brauchen. Risse oder Nähte im Destillierrohr können Sie mit Schlamm oder Lehm abdichten.*
- *Ein versiegelter Behälter enthält die zu destillierende Flüssigkeit und hängt an einem Dreibein über dem Feuer.*
- *Ein Destillierrohr führt vom Behälter zur Destillatflasche.*
- *Kühlendes (Meer-) Wasser (oberer Behälter) beschleunigt die Kondensation, indem es auf einen Mantel um das Destillierrohr tropft, um die Flüssigkeit noch wirksamer zu destillieren.*

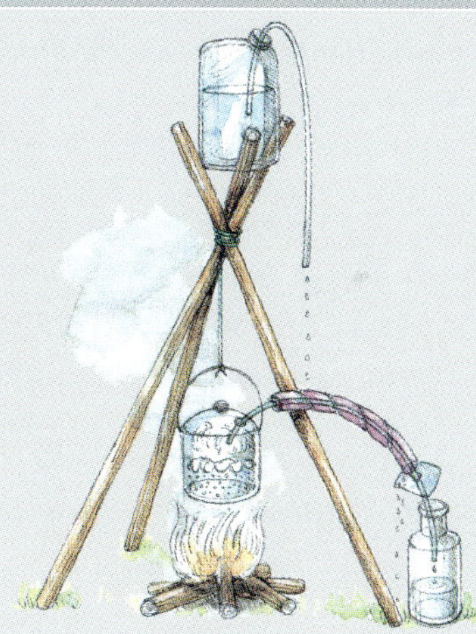

Pflanzen destillieren

- *Nehmen Sie einen kleinen Busch oder frisch geschnittene Vegetation, um einen pflanzlichen Destillierapparat herzustellen.*
- *Nehmen Sie einen großen Plastiksack, wenn vorhanden, und binden Sie ihn eng um den kleinen Busch oder einen Zweig mit vielen Blättern.*
- *Stecken Sie einige Zweige hinein, damit der Sack nicht zusammenfällt; den kleinen Busch umhüllen Sie mit dem Plastiksack und dichten alle Öffnungen sorgfältig ab.*
- *Das Wasser sammelt sich an der tiefsten Stelle des Plastiksackes.*

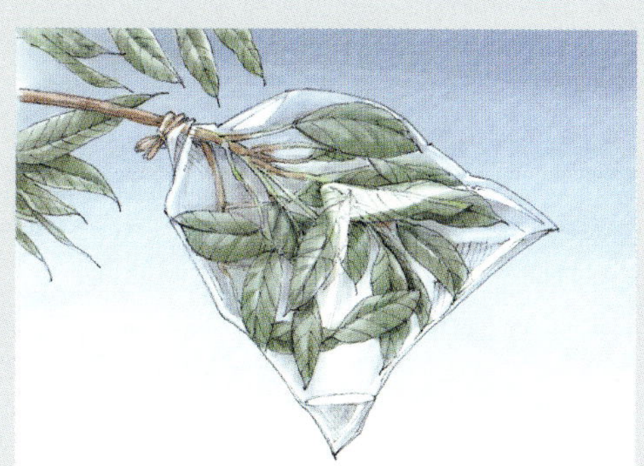

Nahrung sammeln

Ihr Körper kommt lange Zeit ohne Nahrung aus – die Rekorde übersteigen 75 Tage. In einer potenziellen oder echten Notlage sollte die Verpflegung sehr sorgfältig nach dem Prinzip des »schlimmsten Falles« rationiert werden. Manche Gruppen haben harte Zeiten durchlebt, da sie von unrealistischen Rettungs-Erwartungen ausgingen.

Pflanzentest

- *Teilen Sie nur eine Person der Gruppe für den Pflanzentest ein.*
- *Testen Sie jeden Teil der Pflanze (Wurzeln, Stängel, Blätter) jeweils nur einzeln.*
- ***Riechen:** Wenn eine zerdrückte Pflanze nach Mandel (Blausäure) oder Pfirsich (Zyanwasserstoff) riecht – wegwerfen.*
- ***Haut:** Reiben Sie die zerdrückte Pflanze auf weiche Haut (Arm-Innenseite). Warten Sie fünf Minuten, ob ein Ausschlag oder Brennen eintritt.*
- ***Mund:** Legen Sie ein kleines Stück auf die Lippen, dann auf die Zungenspitze. Kauen Sie etwas, ohne es herunterzuschlucken. Achten Sie auf ein Taubheitsgefühl, Stechen oder Brennen.*
- ***Schlucken:** Kauen und schlucken Sie eine geringe Menge und warten Sie dann mindestens drei Stunden, bevor Sie mehr essen. Führen Sie denselben Test mit gekochten Pflanzen durch – einige chemische Substanzen könnten sich verändert haben.*

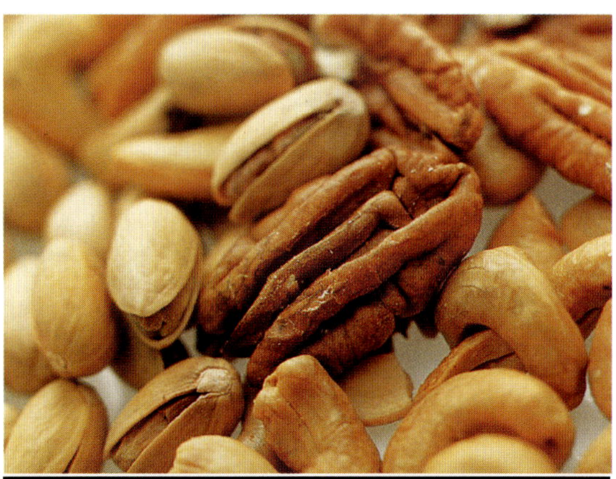

NÜSSE GEHÖREN ZU DEN SICHERSTEN NAHRUNGSMITTELN DER WILDNIS.

Pflanzliche Nahrung

Palmen: Kokosnüsse und weitere Früchte sowie das weiche Innere junger Stämme oder Zweige sind alle essbar.

Kiefern: Der Samen ihrer Zapfen ergibt eine wohlschmeckende nussartige Nahrung, und ihre Nadeln kann man zu einer Art Tee aufkochen.

Flechten: Diese ungiftige Nahrung muss zunächst weichgekocht werden. Man kann auch eine wässrige Suppe daraus herstellen.

Algen und Tang: Meeresalgen sind grundsätzlich ungiftig, einige Arten können allerdings Magenverstimmungen verursachen. Algen und Tang findet man weltweit an den Stränden, und beide ergeben nahrhafte Mahlzeiten. Sie sollten erst gewaschen und dann gekocht werden. Das Kochwasser ergibt eine nahrhafte Suppe.

Nüsse und nussähnlicher Samen: Sie enthalten das benötigte Protein. Nur sehr wenige Nussarten sind giftig oder schädlich.

Farne: Viele Farnarten, besonders die der nördlichen Halbkugel, sind essbar. Sie sind nicht giftig – ausgenommen die reifen Pflanzen des am häufigsten vorkommenden Adlerfarnkrauts (*Pteridium aquilinum*). Essen Sie nur junges Farnkraut: mit eng aufgerollten Wedeln. Vor dem Essen entfernen Sie die irritierenden kleinen Härchen, die manche Farne tragen.

Tiere als Nahrungsmittel

Der Mensch kann recht gut mit völlig vegetarischer Diät leben, und sie ist oft auch am einfachsten zu bekommen. Denken Sie daran, dass jede Pflanze, die ein Affe – Ausnahme: der Pavian – essen kann, gewöhnlich auch dem Menschen bekommt. Das gilt nicht für andere Tiere oder Vögel: Viele Tiere essen Pflanzen oder Früchte, die dem Menschen schaden können.

In bestimmten Notlagen können Sie sich vielleicht nur an Tiere halten. Kleinere Tiere – einschließlich Insekten, Raupen, wirbellosen Meerestieren, Weichtieren und Reptilien sowie Fischen und Vögeln – sind als Nahrungsmittel leichter zu akzeptieren und oft auch leichter zu fangen als große Tiere. Raupen, die in toten oder morschen Bäumen leben, schmecken gebraten wie geröstete Erdnüsse.

Meiden Sie Insekten mit leuchtenden Farben: Einige sind giftig.

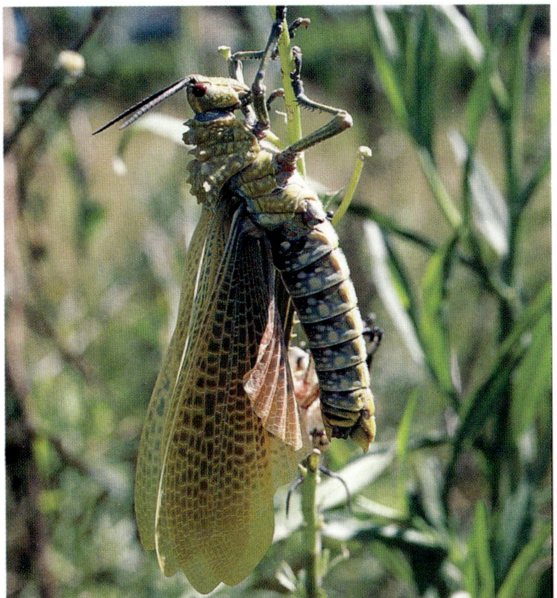

UM WIRBELLOSE TIERE SCHMACKHAFTER ZU MACHEN, SOLLTE MAN IHRE FLÜGEL, BEINE UND SCHALE ENTFERNEN.

Die Gewohnheiten der Tiere

Tiere haben feste Gewohnheiten: Sie folgen beim Fressen und Saufen ihren Gepflogenheiten und können oft bis zu ihrer festen Behausung zurückverfolgt werden. Untersuchen Sie Fährten im Busch, wie schwach sie auch sein mögen, um festzustellen, ob die Tiere sie regelmäßig benutzen, und sammeln Sie Informationen über Größe, Anzahl und auch Gattung dieser Tiere. Es ist bei weitem leichter, ein Tier auf seiner täglichen Route oder in seinem Nest oder Bau zu fangen, als sich in freier Wildbahn anzupirschen. In kälteren Regionen sind Tiere im Winterschlaf recht einfach zu erlegen, wenn Sie ihr Versteck erst einmal gefunden haben.

Kleine Reptilien und Amphibien sind – Kröten ausgenommen – alle essbar. Einige haben allerdings Hautdrüsen, die einen schädlichen Schleim absondern: Entfernen Sie also die Haut dieser Tiere. Eidechsen, Geckos und Schlangen sind exzellente potenzielle Fleischlieferanten. Schlangen schneiden Sie den Kopf weit hinter dem Maul ab, um jeglichen Kontakt mit den Giftdrüsen zu vermeiden.

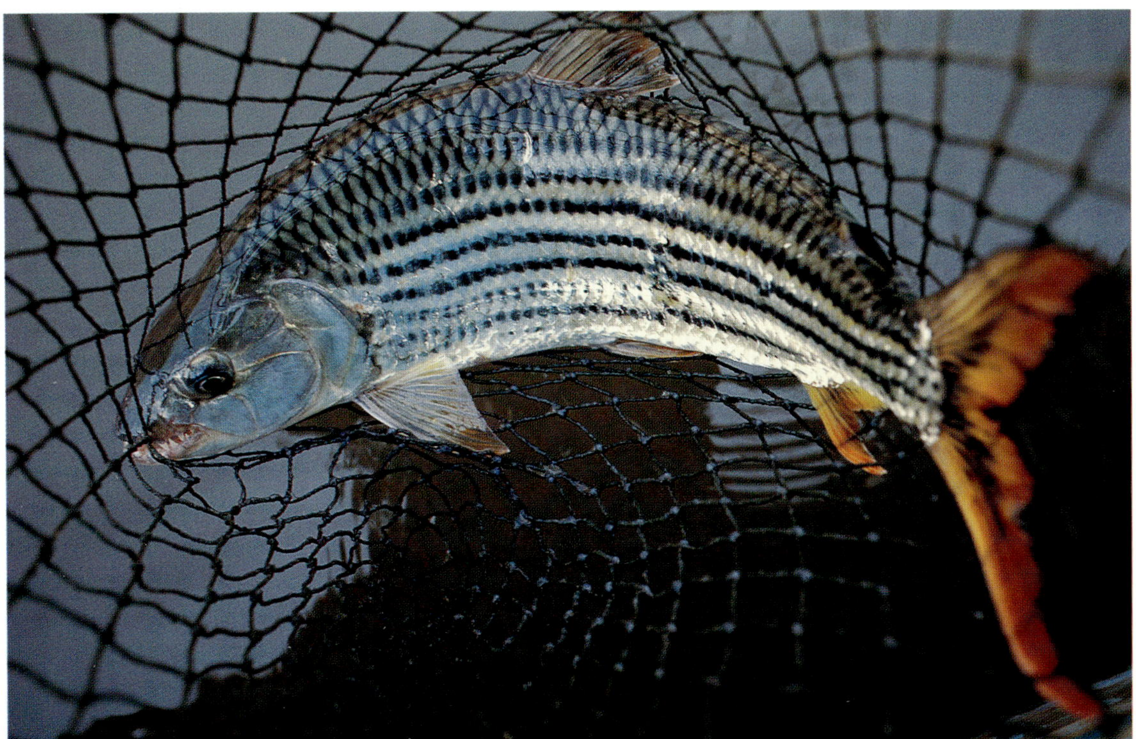

BEI MANCHEN FISCHARTEN KANN SCHLEIM AUF DER HAUT GIFTIG SEIN: WENN ER SICH SCHLEIMIG ANFÜHLT, WASCHEN SIE IHN VOR DEM KOCHEN GRÜNDLICH ODER REIBEN IHN MIT SAND AB.

Schlingen und Fallen

Ziel dieses Kapitels ist es natürlich nicht, Leser, die sich nicht in einer Notlage befinden, dazu anzustacheln, das Wild zu jagen, Schlingen und Fallen zu stellen und Tiere zu fangen. Allerdings sollte man das Fallenstellen üben: Es kann in einer echten Notlage sehr hilfreich sein. Wenn Sie beim Üben zufällig ein Tier fangen, behandeln Sie es mit Würde – verletzen Sie es nicht und lassen Sie es frei, wenn Sie können. Bauen Sie Ihre Schlingen und Fallen wieder ab, wenn Sie das Übungsgebiet verlassen.
Schlingen und Fallen können aus den verschiedensten Materialien hergestellt werden: Lassen Sie hier Ihre Phantasie spielen. Draht, Kabel, Seil oder Schnur können für die verschiedensten Typen verwendet werden. Wenn Sie sie nicht haben, müssen Sie auf Baumfallen und Fallgruben ausweichen; das korrekte Gleichgewicht und die Spannung von Baumfallen erfordern allerdings viel Geduld. Ködern Sie die Falle, wenn möglich, mit dem bevorzugten Futter Ihrer Beute.
Jagen kostet Kraft – Sie müssen den Kräfteverschleiß gegen die Nahrungsgewinnung abwägen und entscheiden, wann Sie die Jagd abbrechen. Seien Sie beim Fallenstellen äußerst vorsichtig: Die Auslöser müssen zwar empfindlich sein, aber etliche Jäger sind schon Opfer ihrer Fallen geworden, nicht die ersehnte Beute!

Einfache Schlingenfalle

- *Ziehen Sie Draht oder glattes Nylon durch eine Öse oder einen Überhandknoten, um eine zuziehbare Schlinge zu bilden.*
- *Binden Sie das freie Ende an einem Baum oder dergleichen fest.*
- *Die Schlinge hat die Größe der Beute und lässt sich leicht zuziehen.*
- *Halten Sie die Schlinge mit Zweigen offen.*

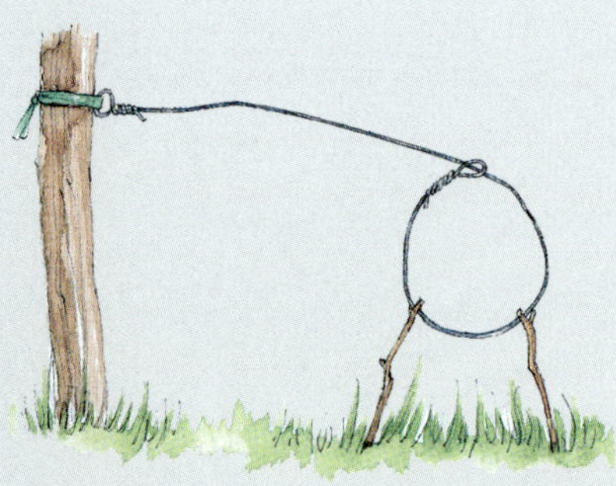

Schnappfalle

- *Eine einfache Schlinge wird an einem starken Ast/ Bäumchen befestigt.*
- *Ein Auslösestab wird einem kurzen, geraden Pfahl angepasst.*
- *Die Schlinge ist fest mit dem Auslösestab verbunden, der unter Spannung mit dem Ast verbunden ist.*
- *Beim Auslösen schnappt die Schlinge hoch und zieht sich zusammen.*

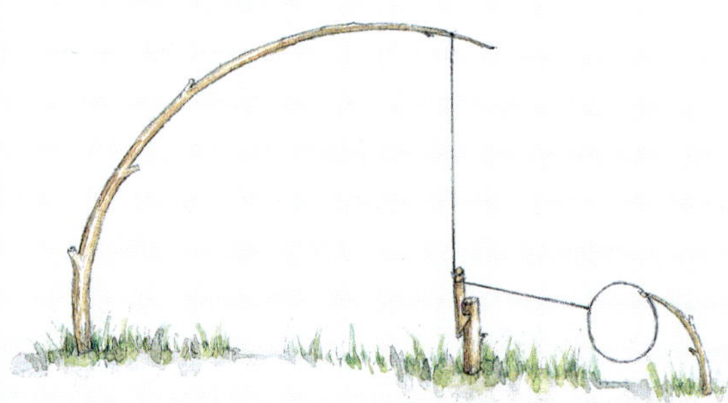

Baum- oder Steinfalle

- *Eine Schnur ist an einem geköderten Auslösestab befestigt.*
- *Wenn das Tier am Köder zieht oder die unter Spannung stehende Schnur berührt, schnappt die Falle zu.*

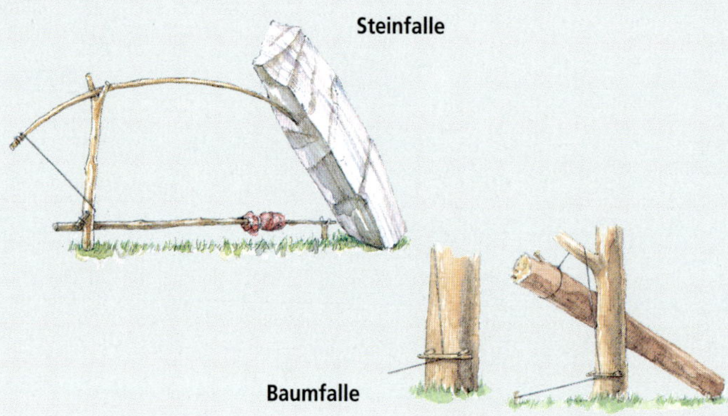

Jagdwaffen

Katapult

Fertigen Sie ein einfaches Katapult an aus elastischem Material wie einem Gummiband oder sogar elastischer Kleidung. Ein Himalaja-Überlebender, der kurz vor dem Verhungern gerettet wurde, räumte ein, dass er sich – wenn er nur daran gedacht hätte – leicht von den Vögeln seiner Umgebung hätte ernähren können: Sein Rucksack enthielt alles, was er für ein gutes, starkes Katapult benötigt hätte.

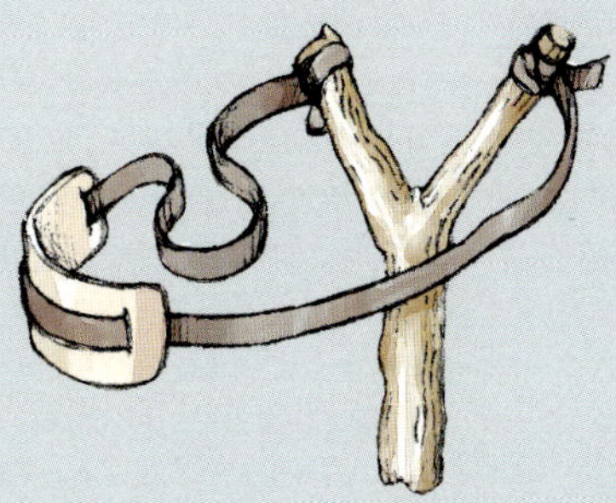

Steinschleuder

Sie ist leichter herzustellen als ein Katapult, bedarf aber der Übung. Nehmen Sie glatte Steine, wirbeln Sie die Schleuder schnell über dem Kopf herum und lassen Sie einen Lederriemen in Richtung Ziel los. Es darf niemand in Ihrer Nähe sein: Anfangs ist die Schussrichtung unberechenbar!

Speer

Mit ihm können Sie größere Tiere wie Rehe oder Böcke erlegen. Wenn Sie vorn ein Messer oder ein scharfes Metallstück befestigen, wird er noch effektiver. Üben Sie das Werfen aus kauernder Stellung – wenn Sie aufstehen müssen, alarmiert das die Tiere.

Pfeil und Bogen

Sie sind wahrscheinlich die nützlichste Waffe, da sie auf große Entfernung töten können. Die Waffe herzustellen kann viel Arbeit bedeuten – aber es lohnt sich.

Der Bogen

1. *Nehmen Sie hartes, federndes Holz wie junge Fichte, Zeder oder Eukalyptus und kerben Sie die Enden ein.*
2. *Schlingen Sie starke Schnur um beide Enden und ziehen Sie sie straff.*
3. *Sichern Sie beide Enden mit Bindfaden.*
4. *Legen Sie einen Pfeil passender Länge ein.*

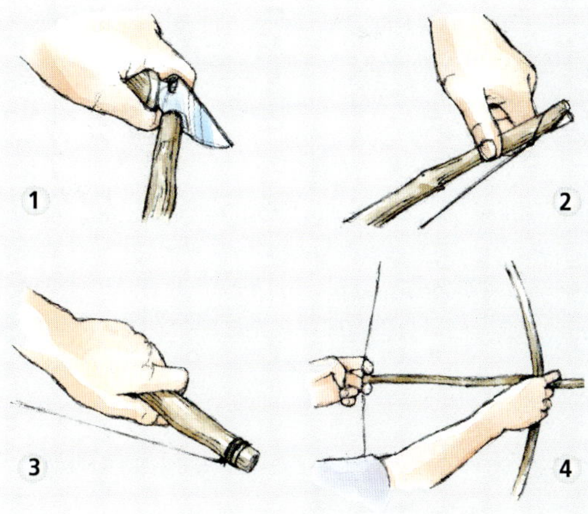

Die Pfeile

Spitzen Sie ein gerades Stück Holz an (60 cm) und kerben Sie das andere Ende ein. Ein Stück eines Zeltstabes oder ein Stück Brems- oder Spritleitung tun es auch; kerben Sie ein Ende ein und spitzen Sie das andere Ende an, oder befestigen Sie dort eine Spitze. Die Fiederung können Sie aus Federn, harter Plastik, steifen Blättern oder Papier herstellen; sie verbessert die Flugeigenschaften.

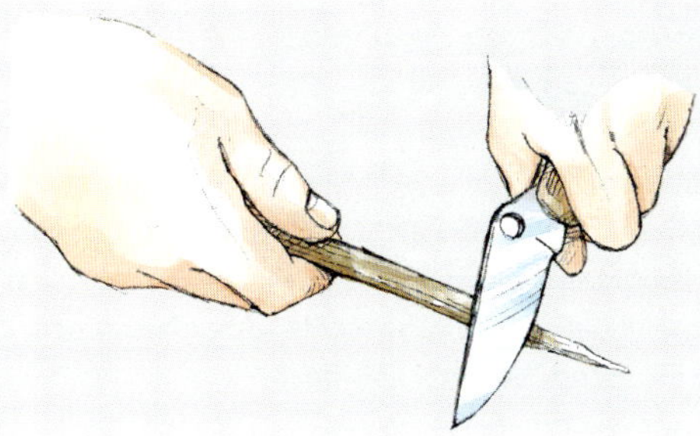

Fischen

Fische sind ein wertvolles Nahrungsmittel mit hohem Protein- und Fettgehalt sowie Vitaminen und Mineralien. Alle Süßwasserfische und die meisten Meeresfische sind essbar, allerdings sind manche wohlschmeckender als andere. Meeresfische werden von Spinnern angelockt, die sich im Wasser drehen und blitzen – versuchen Sie sie herzustellen. An einer langen Schnur können mehrere Haken befestigt werden; sie kann achtern ausgeworfen werden. Viele Fische werden auch vom Schatten des Bootes angezogen, das sie dann stundenlang umkreisen.
Oft ist es am besten, den Fisch vor dem Kochen und Essen zu enthäuten und zu entgräten, obwohl das bei kleineren Fischen – Sardinen und Elritzen etwa – nicht erforderlich ist. Wenn sich die Haut des Fisches schleimig anfühlt, waschen Sie den Schleim sorgfältig ab, reinigen Sie die Haut mit Sand, um allen Schleim zu entfernen, und waschen Sie ihn dann nochmals. Manche Meereswelse tragen Giftbeutel an langen Stacheln in den Flossen, so auch tropische Arten wie Triggerfisch, Steinfisch, Skorpionfisch und Zebrafisch. Einige Rifffische, die sich bei Gefahr aufblasen, entwickeln gefährliche Gifte speziell in ihrer Leber, aber nicht nur dort. Grundsätzlich sollten Sie Rifffische mit papageiartigen Schnäbeln oder schleimiger Haut meiden.

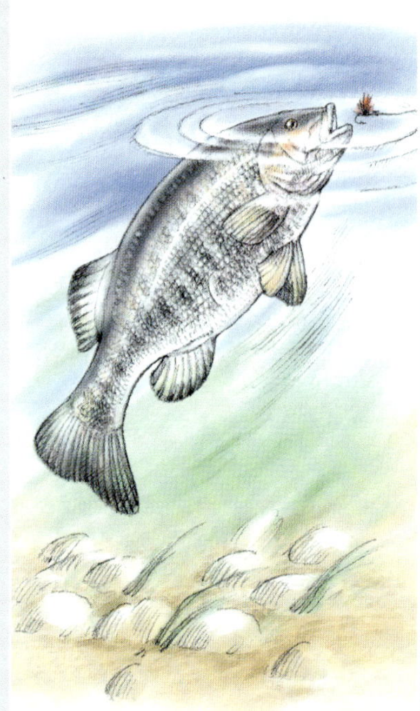

***Blinker und Spinner** können aus Material in leuchtenden Farben (Federn, Plastik, Knöpfen, Tuch oder geschnitztem Holz) hergestellt und mit blinkenden Metall- oder Plastikstücken kombiniert werden. Kleine lebende Insekten und wirbellose Tiere sind ebenfalls gute Köder. Blinker werden von Hand oder vom Boot aus durchs Wasser gezogen.*

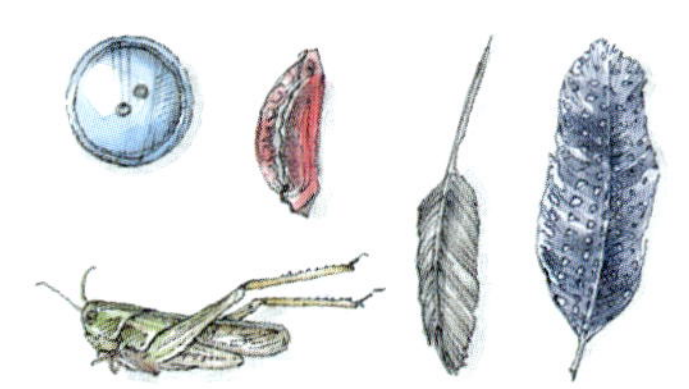

***Behelfshaken** können aus Schlüsselringen, Draht, Sicherheitsnadeln, Zweigen oder Dornen hergestellt werden. Befestigen Sie sie über eine Kerbe im Holz oder mit einem Faden am Metall. Spitzen Sie sie mit einer Feile oder einem Stein an.*

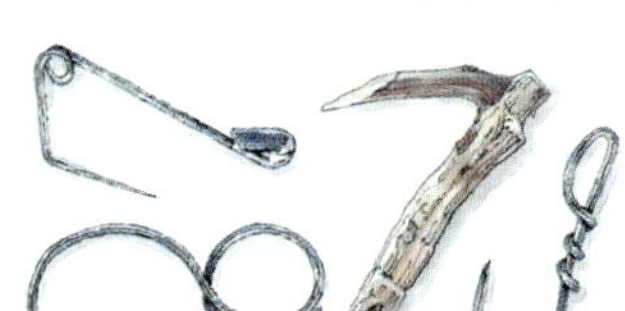

Nützliche Fischereiausrüstung

Fischfallen
Fallen sind praktisch: Sie können sie aufstellen, unbeaufsichtigt lassen und später kontrollieren.

Flaschenfalle
Schneiden Sie den Hals einer Plastikflasche ab, drehen Sie ihn um und drücken Sie ihn in die Flasche hinein. Legen Sie etwas Köder in die Flasche. Kleine Fische wie Elritzen finden nicht mehr hinaus, wenn sie einmal hineingeschwommen sind.

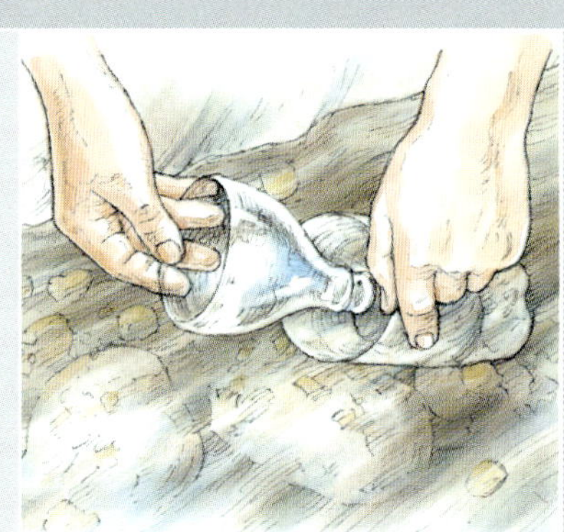

Trichterfalle

Sie besteht aus zwei Teilen: einem kleinen inneren Tunnel, der in den größeren äußeren hineinpasst, der aus zusammengebundenen Stöcken besteht und mit Geflecht »ausbruchssicher« gemacht wird. Der kleinere Tunnel endet in einem engen, offenen Kegel, dessen spitze Stacheln den Fisch daran hindern, ins Freie zurückzuschwimmen.

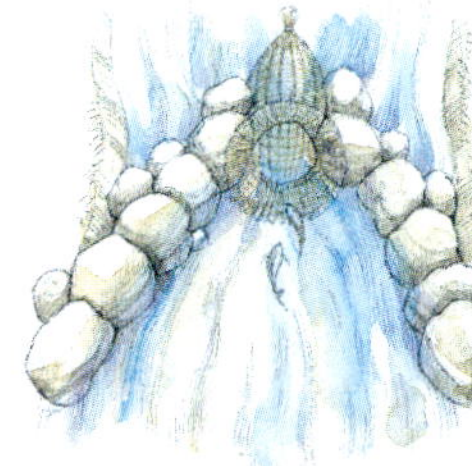

Sockenfalle

Diese Falle besteht aus einer Socke (oder einem Kissenbezug), die von einem Drahtring oder dem Hals einer Plastikflasche offen gehalten wird. Stark riechender Köder (auch Tierinnereien oder Dung) in der Socke lockt Aale an.

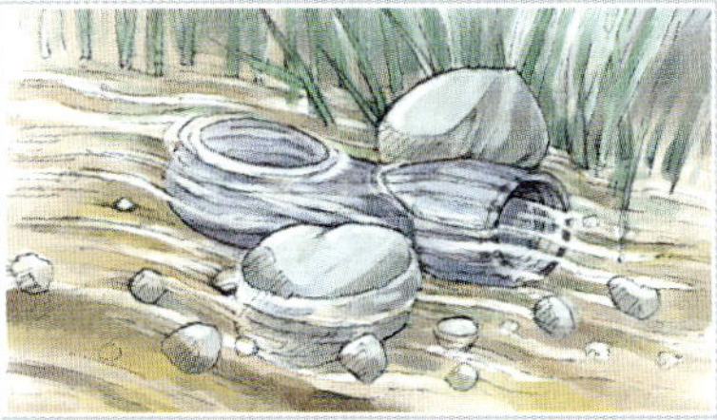

Harpunen oder mehrere Leinen

Um schnell zustoßen zu können, tauchen Sie die Widerhaken schon vorher ins Wasser. Da das Wasser Licht bricht, zielen Sie tiefer als der Punkt, wo Sie den Fisch sehen. Sie fangen Fische noch eher, wenn Sie mehrere Leinen verschiedener Länge entweder vom Ufer oder von einem Behelfsboot aus mit geköderten Haken auslegen.

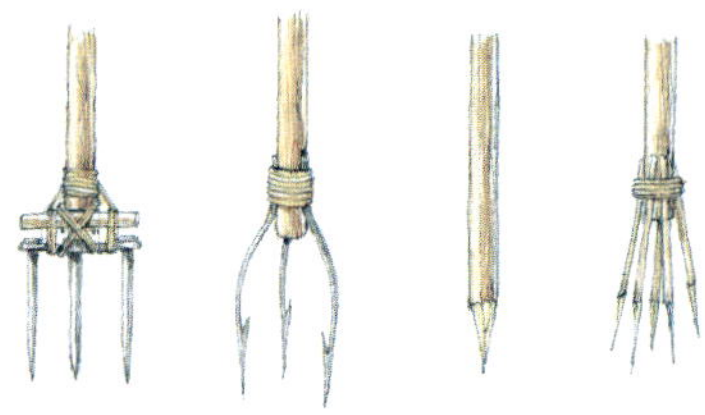

Eisloch mit Angelstock

In sehr kalten Regionen, in denen das Wasser gefriert, schneiden Sie ein Loch ins Eis, bleiben dabei aber auf festem Eis. Wenn möglich, legen Sie mehrere Leinen unterschiedlicher Länge und Köder aus.

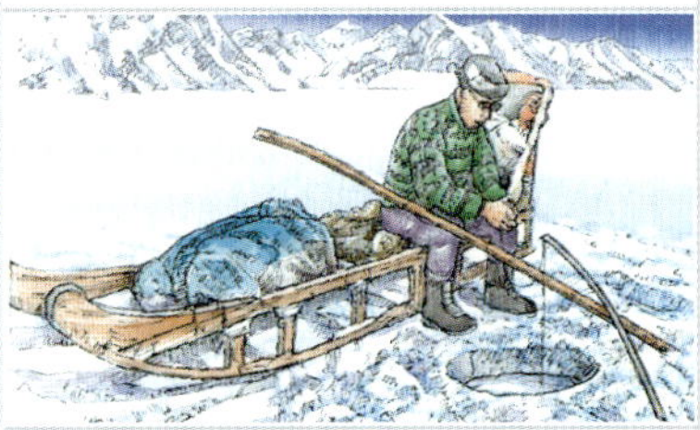

Knüpfen eines Netzes

Netze sind vielseitig verwendbar: zum Fischfang, zum Sammeln von Nahrung und als Hängematte; sie können aus Garn oder Schnur hergestellt werden. Das Garn sollte nicht zu dünn sein; Fallschirmleinen sind eine gute Wahl oder sogar isolierter Elektrodraht. Am einfachsten ist ein abgebundenes Netz anzufertigen (s. Zeichnung rechts).

- *An zwei Pfählen wird ein starkes oberes Seil befestigt – oder eine doppelte oder geflochtene dünnere Schnur.*
- *An diesem Seil werden einzelne Schnüre mit dem Ankerstich (s. rechts oben) befestigt.*
- *Die nebeneinander hängenden Schnüre werden dann nacheinander mit Überhandknoten (s. rechts unten) zusammengeknüpft.*
- *Wenn das Netz fertig ist, werden die Doppelschnüre am unteren Seil mit einem Webeleinstek oder einem Rundtörn mit zwei halben Schlägen befestigt (S. 71).*

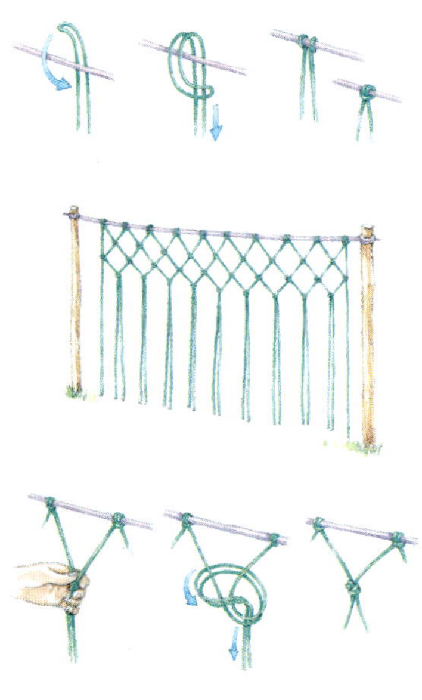

Feuer machen

Ein Feuer hat großen Einfluss auf das körperliche und seelische Wohlbefinden einer Gruppe – es kann Einfluss auf Leben und Tod haben. Ein Feuer anzuzünden ist einfach, wenn Sie ein Feuerzeug oder Streichhölzer haben – wasserfeste Streichhölzer sind noch immer am besten. Heben Sie sie auf: Wenn Sie sie aufgebraucht haben, wird das Feuermachen sehr schwierig, wenn nicht gar unmöglich! Brechen Sie stets mit zwei Anzündmitteln in die Wildnis auf.

Überlegen Sie sorgfältig, wie und wo Sie Feuer machen: Es kann leicht außer Kontrolle geraten.

Brennbares Material

Zunder: Jegliches trockene, feine, brennbare Material wie Papier, Moos, Baumrinde, Heu, Tierdung oder Pilze lässt sich mit einem Funken entzünden. Zerdrücken oder zerreiben Sie das Material zuvor: Dann ist es noch leichter entflammbar. Zerkleinerte Nylon- oder Polyesterkleidung ergibt einen guten Ersatzzunder.

Anbrennholz: Kleine Blätter, Stöckchen und trockene Rindenstücke werden als nächstes beigegeben – langsam und vorsichtig, bis die Flamme deutlich aufleuchtet.

Brennmaterial: Ersticken Sie das Feuer nicht, sondern legen Sie das Brennmaterial langsam nach. Zunächst nehmen Sie kleinere Stöcke, dann große Äste und Stämme, wenn das Feuer aufflackert. Grünes Holz oder nasses Brennmaterial kann dicht am Feuer getrocknet werden.

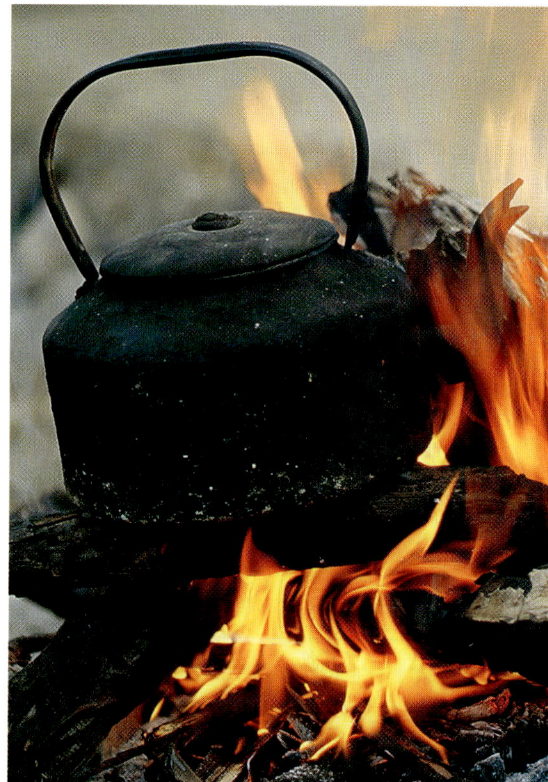

FEUERMACHEN MIT MINIMALEM BRENNMATERIAL UNTER SCHWIERIGEN BEDINGUNGEN WIE STARKEM WIND, KÄLTE ODER REGEN ERFORDERT GESCHICK. WENN IHRE NOTLAGE VERZWEIFELT IST, HÜTEN SIE DEN KLEINSTEN FUNKEN; ERSTICKEN SIE IHN NICHT DURCH ZU HASTIGES NACHLEGEN.

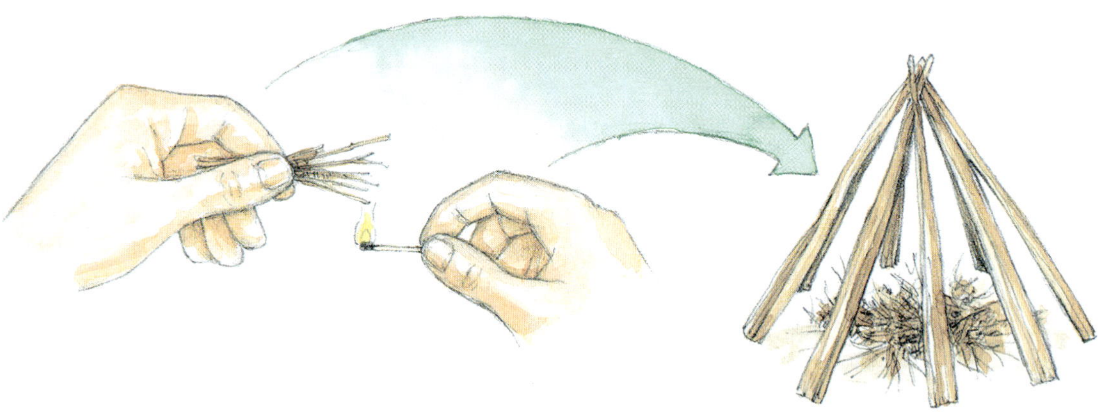

ZÜNDEN SIE EIN BÜNDEL TROCKENEN ZUNDERS UNTER EINER HOLZPYRAMIDE AN, DIE DANN DURCH DIE HITZE FEUER FÄNGT.

Weiteres Brennmaterial

Viele Substanzen sind brennbar, besonders Kraftstoff, Plastik, Gummi und Stoff. Einige davon, besonders Plastik, erzeugen schädliche Gase. Benutzen Sie sie nur im Notfall und an einem gut belüfteten Ort.

Öl und Benzin verbrennen langsamer, wenn Sie sie in einen Behälter mit Sand gießen und anzünden. Öle und Dieselkraftstoff brennen leichter, wenn man sie mit Benzin mischt. Hydraulikflüssigkeit und reines Frostschutzmittel sind ebenfalls brennbar. Das Anbrennen können Sie beschleunigen, indem Sie eine Aerosolsprühdose benutzen: Viele Aerosol-Treibgase und -Inhalte brennen gut.

Feuermachen ohne Feuerzeug und Zündhölzer

Sie sollten die folgenden Methoden ausprobieren – aber sie sind nicht einfach!

- Starkes Sonnenlicht, durch ein Vergrößerungsglas oder ziemlich dickes Glas gebündelt, kann Feuer entfachen. Ferngläser und Kameras können nützliche Linsen hergeben, wenn man sie aufbricht.
- Feuerstein erzeugt Funken, wenn man ihn aneinander oder an ein Stück Stahl schlägt. Die Funken sollten in einem Bett sehr feinen, trockenen Zunders erzeugt werden.
- Magnesiumblöcke sind hoch brennbar; man bekommt sie in Outdoor-Läden. Ihre Späne sind ein hervorragender Zunder.
- Eine Auto- oder andere große Batterie, selbst die einer Taschenlampe, kann Funken erzeugen, die Feuer entfachen, besonders über Stahlwolle oder bloßen Draht.

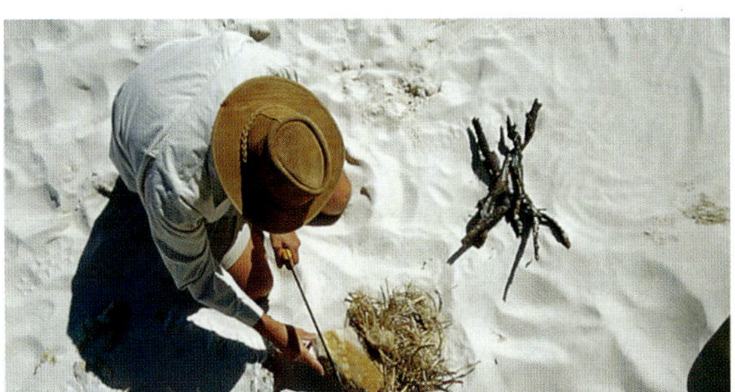

EINE GEGEN FELS GESCHLAGENE KLINGE ERZEUGT FUNKEN, DIE DANN AUF KNOCHENTROCKENEN ZUNDER GERICHTET WERDEN, UM DAS FEUER ZU ENTFACHEN.

Verschiedene Feuerarten

Abgesehen vom normalen Pyramidenfeuer können Sie Feuer machen, das den verfügbaren Brennstoff noch effizienter nutzt und weniger gefährlich ist. Vorsicht: Steine können im Feuer zersplittern, besonders wenn sie nass oder porös sind. Schützen Sie sich vor diesen Steinsplittern – sie können Sie ernsthaft verletzen!

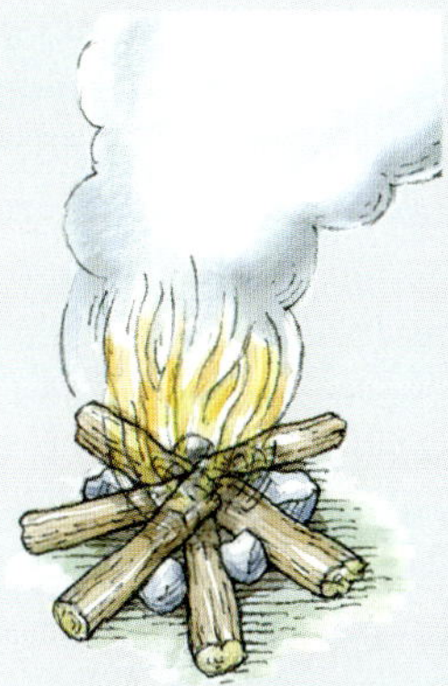

***Sternfeuer:** Die Stämme sind sternförmig angeordnet und auf ein Feuer in der Mitte gerichtet; schieben Sie die Stämme nach innen, wenn Sie mehr Brennstoff benötigen. Steine zwischen den Stämmen halten sie auf ihrem Platz und ergeben eine Kochplattform.*

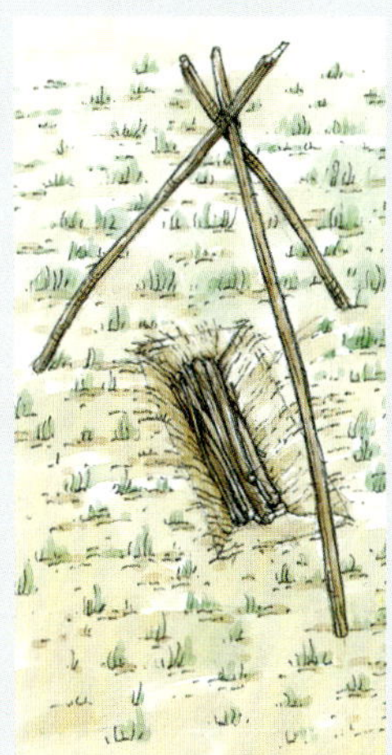

***Gruben- oder Grabenfeuer:** Es brennt in einer Vertiefung, die vor dem Wind schützt – das verringert die Gefahr herumfliegender Funken. Für bessere Luftzufuhr legen Sie ziemlich große Steine auf den Boden der Grube; das Feuer brennt dann darüber. Reflektoren richten die Wärme auf Sie und Ihre Gruppe.*

***»Hobo«-Feuer:** Bohren Sie Löcher in den Boden und die untere Hälfte einer großen Dose und schneiden Sie dicht am Boden eine Klappe heraus, die sich als Tür zurückbiegen lässt – sie regelt die Luftzufuhr und nimmt weiteren Brennstoff auf.*
In den Deckel stanzen Sie kleinere oder größere Löcher und stellen einen Topf darauf. Das »Landstreicher«-Feuer steht auf einem stabilen Kreis aus Steinen.

Nahrungs-Zubereitung

Meist muss Nahrung zubereitet werden, um sie schmackhafter zu machen oder schädliche Teile zu entfernen. In einer echten Notlage werden Sie von Tieren Teile essen, die Sie normalerweise wegwerfen würden. Tatsächlich kann nur sehr wenig nicht gegessen werden.

In vielen Fällen muss Nahrung nicht wirklich gekocht werden, und das Kochen zerstört viele wichtige Nährstoffe wie etwa Vitamin C. Es kann allerdings manche Lebensmittel schmackhafter machen, indem Fleisch und pflanzliche Fasern weicher werden; zudem tötet es schädliche Bakterien und Parasiten ab, und giftige Substanzen einiger Pflanzen (wie in alten Kartoffeln, Nesseln und Lauch) werden neutralisiert.

Wenn die Umstände Sie zwingen, Nahrung roh zu essen, dann sollten Sie das in der Erkenntnis tun, dass der menschliche Körper geschichtlich und biologisch auf rohe Nahrung vorbereitet ist.

Konservieren von Nahrung

Damit Nahrung nicht verdirbt, muss sie trocken sein oder in Pökelflüssigkeit aufbewahrt werden.

- *Konservieren Sie Fleisch oder Fisch durch Kochen, Räuchern oder Trocknen. Bauen Sie sich eine Räucherkammer: Schließen Sie die Seiten eines Dreibeins, das über offenem Feuer steht.*
- *Schneiden Sie Fleisch in sehr dünne Streifen, entfernen Sie das Fett und stecken Sie sie auf Stöcke.*
- *In Fleisch eingeriebenes Salz hilft beim Konservieren, macht aber durstig, wenn das Wasser knapp ist.*
- *Mit der Säure von Zitronen und Limonen können Sie Fisch, Fleisch und Gemüse pökeln. Nehmen Sie Saft mit der gleichen Menge Wasser.*
- *Eine sehr starke Salzlösung kann ebenfalls zum Pökeln benutzt werden; wenn eine rohe Kartoffel, eine Knolle oder eine Zwiebel auf der Salzlösung schwimmt, ist die Pökellake stark genug.*
- *Dünne Scheiben Obst oder Gemüse können Sie räuchern oder an der Sonne trocknen.*
- *Flechten und Seetang müssen vor dem Trocknen oder Räuchern erst gekocht werden. Völlig trocken lassen sie sich zu Pulver zerreiben und ergeben ein Gewürz.*
- *Trocknen an der Sonne gelingt nur in heißem, trockenem Klima.*

Warme Mahlzeiten

Wenn Sie Nahrung kochen möchten, Ihnen aber die Geräte dafür fehlen, kochen Sie direkt auf heißen Steinen. Sie können entweder direkt im Feuer erhitzt und bei Bedarf entnommen werden, oder Sie machen Ihr Feuer auf einem Bett aus Steinen: Wenn das Feuer niedergebrannt ist, können Sie die Steine säubern und Ihre Nahrung darauf zubereiten. Sie können die Nahrung auch in ein passend großes, nicht giftiges Blatt wickeln (Pflanzentest: S. 60). Beschmieren Sie das Blatt dann mit Schlamm und legen Sie dieses »Schlamm-Sandwich« auf eine Kohlebett; legen Sie auch einige Kohlen obenauf, wenn möglich. Nach dieser Methode können Sie zwar langsam, aber sehr effektiv die meisten Mahlzeiten zubereiten.

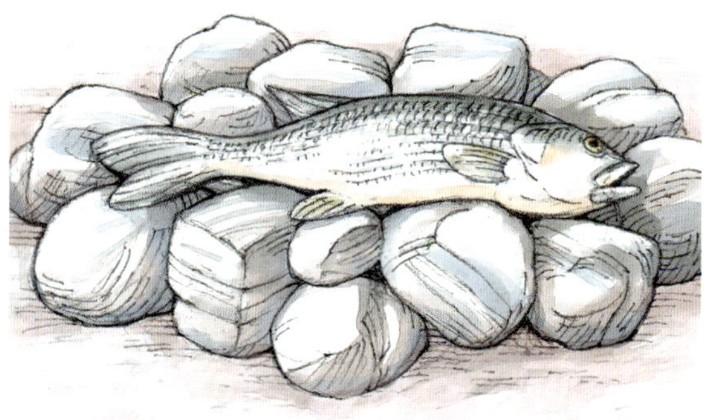

AUF HEISSEN STEINEN KANN MAN NAHRUNG GAREN.

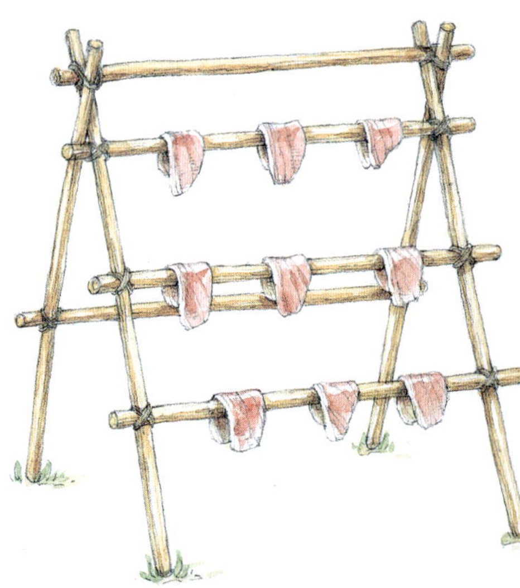

FISCH ODER FLEISCHSTREIFEN TROCKNEN AUF DIESEM BEHELFS-TROCKENGESTELL.

Campingkocher

Standard-Campinggaskocher: Sie eignen sich am besten für Campingtouren mit leichtem Gepäck, denn sie sind kompakt und einfach zu benutzen. Sie kochen nicht so gut in großer Höhe, aber mit einem speziellen Propan-Butan-Gemisch sind sie bereits am Mount Everest eingesetzt worden. Sie lassen sich mit kontrollierter Flamme leicht anzünden. Die Gaspatronen müssen leer sein, bevor man sie entsorgt – werfen Sie sie nie ins Feuer. Wechseln Sie die Gaspatronen nie in der Nähe von offenem Feuer aus.

Gaskocher mit abnehmbarer Gaspatrone: Sie können getrennt voneinander gelagert und transportiert und auch mit einer passenden Gaslampe verwendet werden.

Spirituskocher: Sie arbeiten mit Brennspiritus oder Äthanol (in manchen Teilen der Welt auch »Kochalkohol« genannt). Sie sind meist eine kompakte, zusammenklappbare Einheit, komplett mit Kesseln, Töpfen und Windschirm.

Mehrstoffkocher: Sie verbrennen Benzin, Petroleum und sogar Alkohol, sind launenhaft hinsichtlich Stichflammen und verstopften Düsen, trotzdem aber sehr effizient. Man sollte sie nicht in Zelten oder anderen Räumen benutzen, da ihr Drucksystem nicht immer völlig zuverlässig ist, besonders nach Perioden intensiven Gebrauchs.

In vielen Regionen (wie in weiten Teilen Afrikas, Südamerikas oder Osteuropas) sind Mini-Gaszylinder oder Sonderbrennstoffe nicht erhältlich.

Viele Brennstoffe sind giftig, und alle sind hoch brennbar. Die besten Behälter sind Aluminiumflaschen mit abschraubbarem Deckel. Markieren Sie die Brennstoffbehälter deutlich mit einem Warnsymbol, damit sie nicht mit Wasserflaschen verwechselt werden. Benutzen Sie einen wasserfesten Marker, oder kleben Sie das Symbol mit durchsichtiger Plastik auf den Behälter.

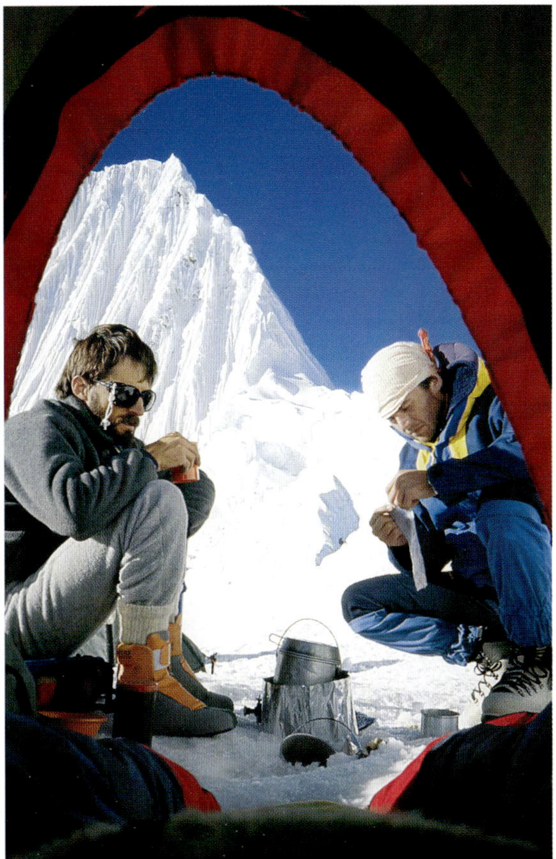

WARME NAHRUNG ERHÖHT DIE KÖRPER-KERNTEMPERATUR.

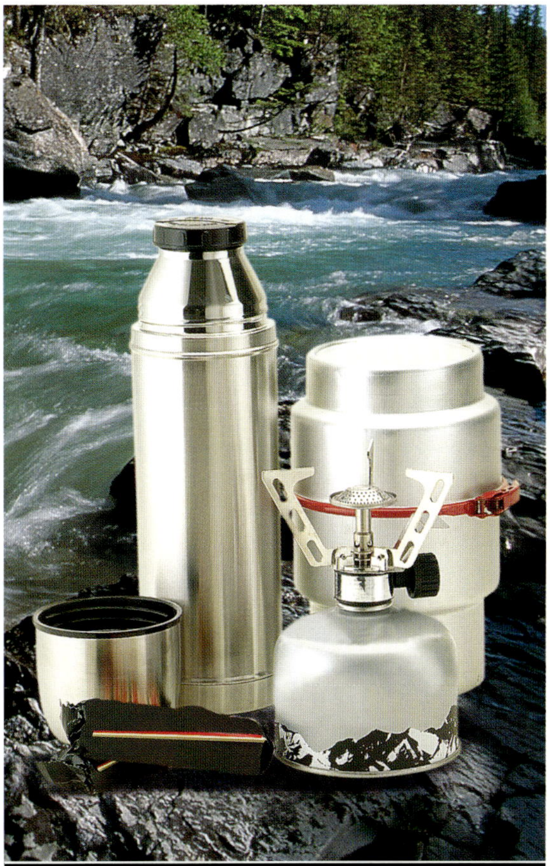

DAS ALUMINIUM-KOCHGESCHIRR BESTEHT AUS GASBRENNER, KOCHER UND THERMOSFLASCHE.

Knoten

Üben Sie Knoten und Laschings, bis Sie sie schnell und sicher beherrschen.

Versiegeln von Nylonseilen

Um das Ausfransen des Nylonseils zu verhindern, brennen Sie die Seilenden an. Sie können sie auch versiegeln, indem Sie die Enden mit einem sehr heißen Stück Metall zusammenpressen oder -rollen.

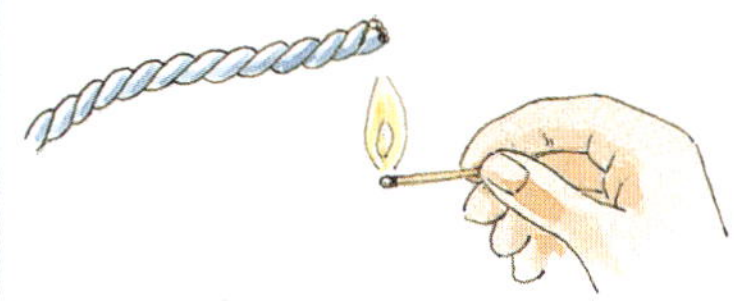

Garnumwicklung

Sie verhindert das Ausfransen der Enden eines Kernmantelseils sowie eines Sisal- oder Faserseils, die nicht mit Hitze verschmolzen werden können. Die Garnumwicklung verbessert den Zugriff und empfiehlt sich bei einem dickeren Seil, beim Griff einer Axt, eines Messers oder bei den Griffen einer Bahre, die über längere Strecken getragen werden muss.

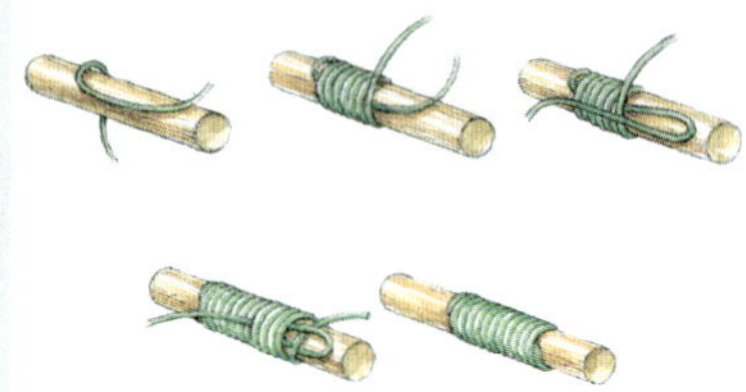

Reff- oder Kreuzknoten mit halben Schlägen

Einer der gebräuchlichsten Knoten, wird zum Verbinden zweier Seile vergleichbarer Stärke benutzt. Einfach zu knüpfen und leicht zu lösen. Noch sicherer mit einem oder zwei halben Schlägen an jedem Ende.

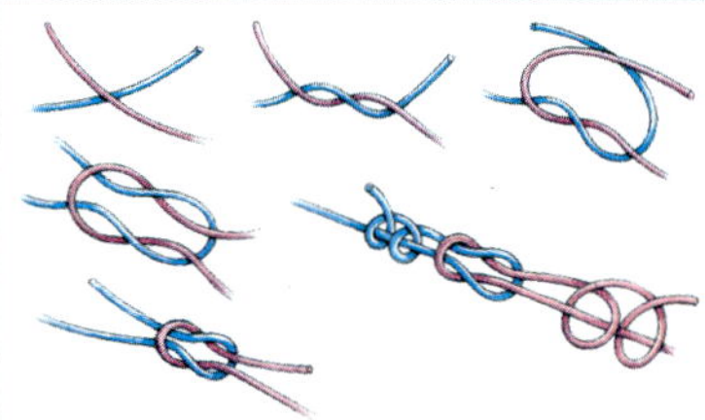

Einfacher und doppelter Schotstek

Dient dem Verknüpfen zweier Seile unterschiedlicher Stärke. Leicht zu lösen. Der doppelte Schotstek ist sicherer, aber auch komplizierter.

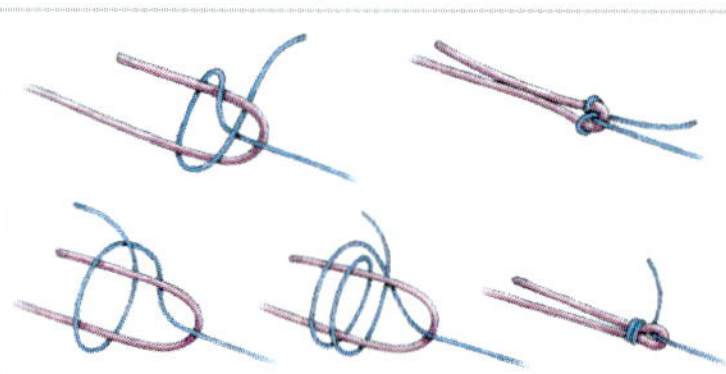

Überhandknoten

Schneller und einfacher Knoten, der sich unter Belastung bewährt; kann am Ende oder in der Mitte eines Seils geknüpft werden. Dient der Anfertigung von Netzen oder dem Verknüpfen von Seilenden.

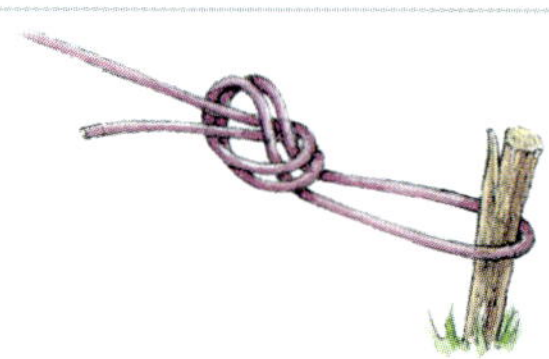

Achtknoten

Kann schnell geknüpft werden und verrutscht nicht; stärker als der Überhandknoten. Bergsteiger benutzen ihn, wenn sie beim Klettern ein Seil am Karabinerhaken des Gurtwerks befestigen.

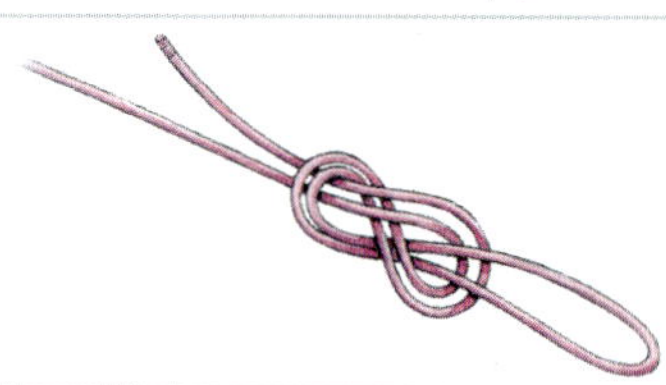

Nachgeführte Achterschlaufe

Wird für Schlaufen um einen Pfahl oder Baum benutzt. Bergsteiger befestigen damit ihr Seil direkt am Gurtzeug. Beide Stränge liegen parallel und enden an der gleichen Stelle.

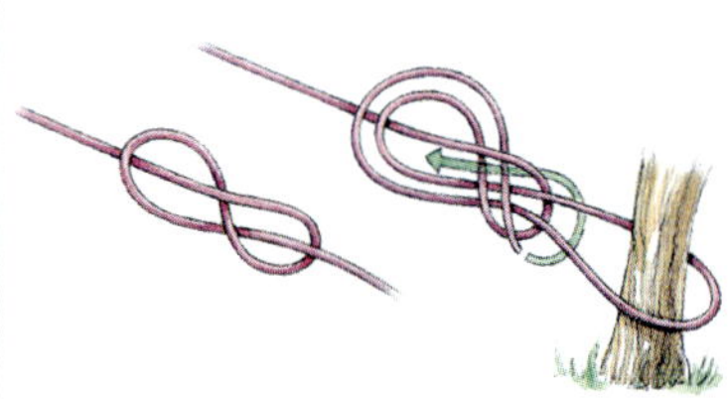

Rundtörn mit zwei halben Schlägen
Befestigt ein Seil an einem Pfosten; kann auch unter Belastung des Seils geknüpft werden.

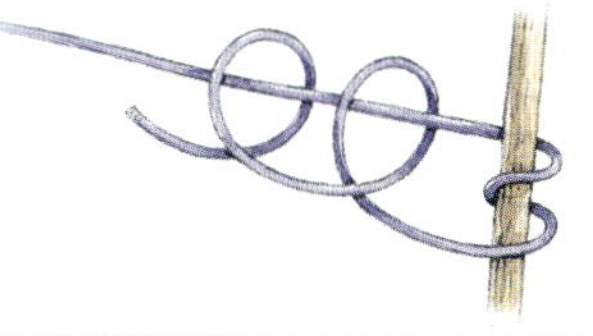

Webeleinstek
Knoten für den Beginn oder das Ende einer Lasching, die das Seil belastet. Kann auch in Seilmitte geknüpft werden, um es über einen Holm oder Balken zu streifen.

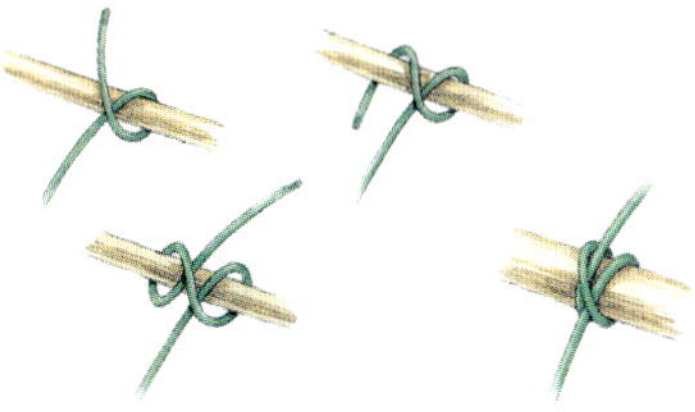

Zimmermannsknoten
Wird bei Laschings verwendet oder zum Ziehen eines Balkens. Ein zusätzlicher halber Schlag gibt schweren Balken mehr Halt.

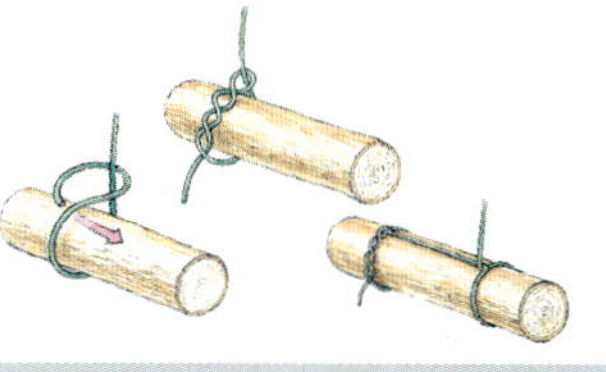

Laschings

Bockschnürbund (Querbalkenzurring)
Dort benutzt, wo zwei Stangen im rechten Winkel aufeinander stoßen, so bei Flößen und Bahren.

- *Zuerst ein Webeleinstek oder Zimmermannsknoten unter der Querstange.*
- *Seil mehrfach über und unter der Querstange hindurchführen, festziehen.*
- *Dann volle Drehung um die Querstange und in Gegenrichtung viermal um die Stange. Mit einigen halben Schlägen oder Webeleinstek sichern.*

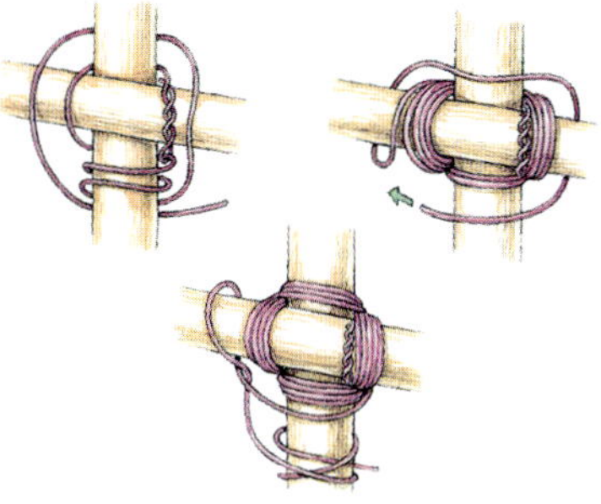

Kreuzbund (Kreuzzurring)
Verbindet Stangen, die schräg – also nicht im rechten Winkel – zueinander stehen: beim Tipi oder beim First-Unterstand in A-Form.

- *Zuerst ein Webeleinstek an einer der Stangen, dann mehrmals locker um beide Stangen. Danach mehrfach zum Straffen zwischen den Stangen hindurch.*
- *Abschließend Webeleinstek an der anderen Stange.*

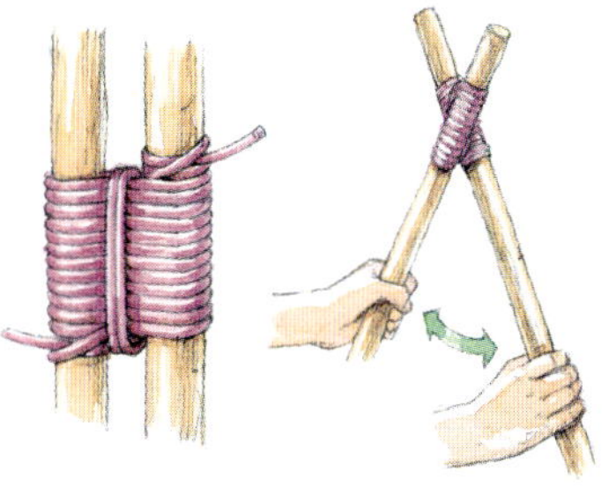

Behelfsseile
Fahrzeuge enthalten vielfältiges Material in Form von elektrischen Kabeln, Fäden in Teppichen oder Sitzbezügen oder Nylonbändern in manchen Reifen. Sie können auch Ranken, Gras, die Rinde mancher Bäume, Blätter und Tierhaare benutzen, um Schnüre verschiedenster Stärken herzustellen. Wenn Sie verschiedene Längen zusammengeflochten haben (Naturfasern müssen Sie straff flechten!), flechten Sie drei Seile eng zusammen, um ein noch stärkeres Seil zu bekommen.

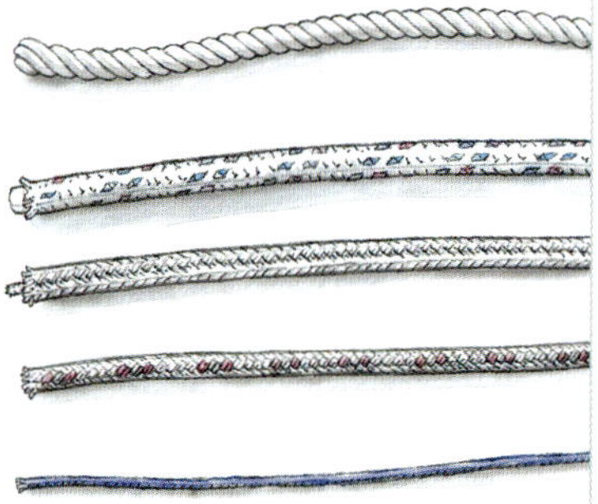

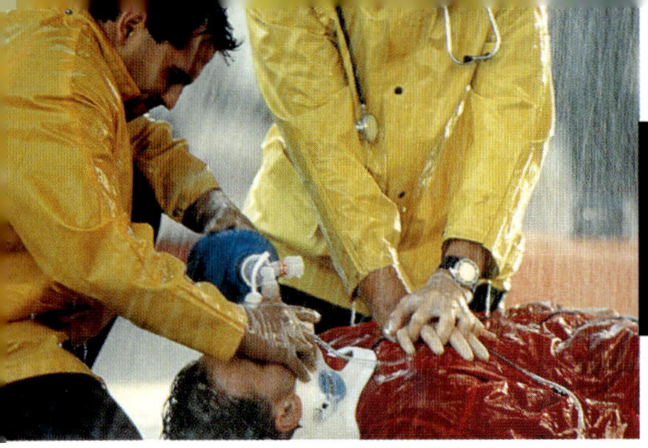

Erste Hilfe

Ob Sie nun auf einem gemütlichen Spaziergang zu Hause oder einer mehrtägigen Gebirgstour sind – wenn Sie zu den ärztlichen Notdiensten keinen Zugang mehr haben, hängt es von Ihnen ab, wie Sie mit einer medizinischen Notlage fertig werden. Wie Sie ihr begegnen und was Sie unternehmen, spielt eine entscheidende Rolle. Nur wenige haben eine angemessene Notfallausbildung. Wenn Sie Wildnis-Enthusiast sind, empfiehlt es sich, einen speziellen Kursus für Wildnis-Notfallmedizin zu belegen; wenn Sie nur gelegentliche Abenteuer suchen, reicht eine Ausbildung in erster Hilfe. Halten Sie sich auf dem Laufenden.

Wägen Sie vor der Abreise ab, welche Gefahren auf Sie warten. Hat irgendein Mitglied der Gruppe gesundheitliche Probleme, die Schwierigkeiten bereiten könnten? Wie erreicht man die Notdienste – können Sie im Zielgebiet Ihr Mobiltelefon benutzen, und was sind die Rufnummern? Stellen Sie fest, welche Mitglieder Ihrer Gruppe über medizinische oder Erste-Hilfe-Ausbildung verfügen und welche medizinische Ausrüstung Sie mitnehmen sollten (S. 84–85).

Medizinische Notfälle

Sie passieren immer dann, wenn Sie sie nicht erwarten. Plötzlich fällt jemand hin, ein Fahrzeug überschlägt sich, oder ein lebloser Körper wird aus dem Wasser gezogen. Die Situation erscheint unwirklich, und einen lähmenden Moment lang überfällt Sie Panik. Wie Sie reagieren und was Sie unternehmen ist in einem medizinischen Notfall von großer Bedeutung.

Es hilft, den Notfall anzusprechen, das schweißt die Gruppe zusammen. Wenn Sie der Anführer sind, ist die Sicherheit der Gruppe Ihre wichtigste Aufgabe. Der Anführer sollte sich dabei nicht selbst mit dem Patienten befassen, es sei denn, nur er ist medizinisch kompetent. Er sollte die Gesamtsituation überblicken und Aufgaben delegieren. Bedenken Sie, dass der lauteste Patient nicht unbedingt am schlimmsten dran ist.

GEGENÜBER: RETTUNGSEINSÄTZE SIND OFT KOMPLIZIERT, DAUERN LANGE UND ERFORDERN VIEL ENERGIE.

Notfallregeln

Risiko

Schützen Sie sich, die anderen Gruppenmitglieder und den Patienten vor weiteren Gefahren.

- *An einem Steilhang etwa sichern Sie zunächst den Patienten und den Retter mit einem Seil.*
- *Nur in extremen Notfällen, etwa bei Bränden, sollte der Patient ohne gründliche medizinische Untersuchung bewegt werden.*
- *Wenn vorhanden, tragen Sie Latex-Handschuhe, bevor Sie Körperflüssigkeit berühren, obwohl die Hauptrisiken – HIV und Hepatitis B – intakte Haut nicht durchdringen können.*
- *Stellen Sie alle scharfen Gegenstände sicher, die mit Blut verschmiert sind (Glasscherben, Injektionsnadeln).*

Bewusstsein

Sprechen Sie mit dem Patienten.

- *Ist der Patient bei Bewusstsein? Erlaubt er Ihnen, ihn zu behandeln?*
- *Wenn er antwortet, wissen Sie, dass sein Gehirn funktioniert und eine Herz-Lungen-Wiederbelebung nicht nötig ist.*
- *Sprechen Sie ihm Mut zu.*

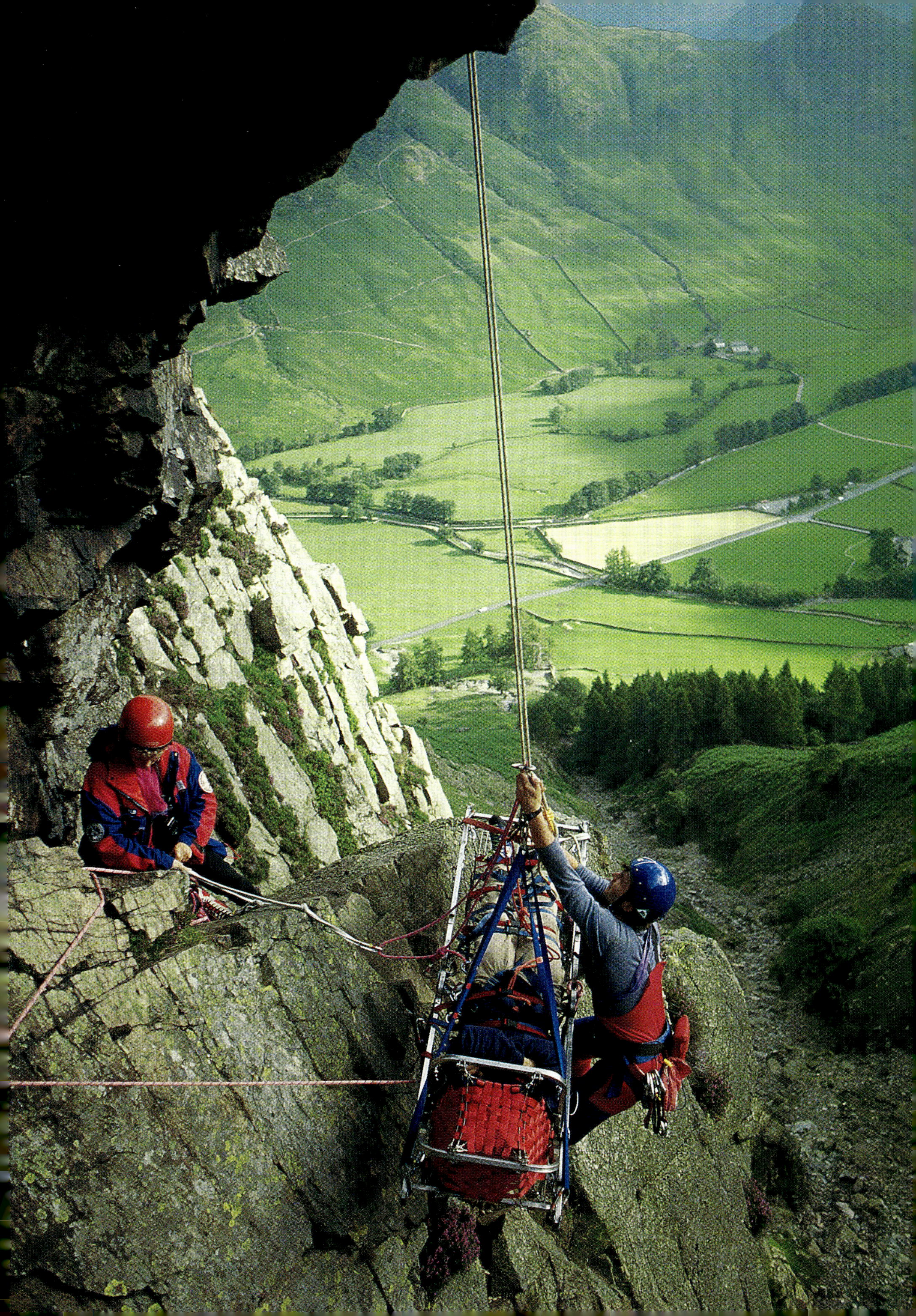

Hilfe

Rufen Sie Hilfe herbei.

- *Bitten Sie Umstehende um Hilfe, falls sie den Notfall noch nicht erkannt haben.*
- *Entscheiden Sie, ob Sie Hilfe von außen herbeirufen sollen, bevor Sie mit der Notfallbehandlung beginnen – in der Wildnis ist sie vielleicht gar nicht möglich.*

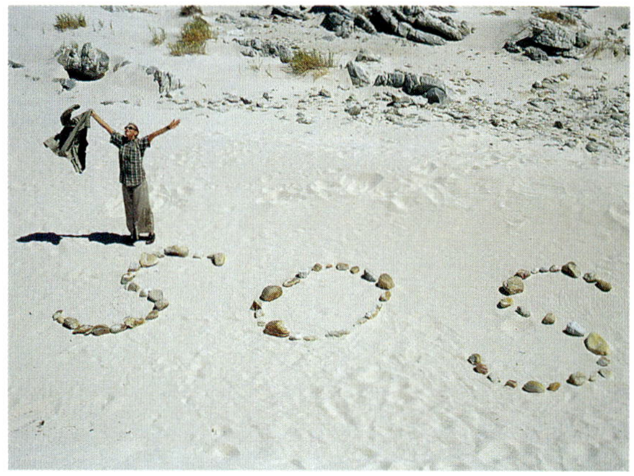

Erste-Hilfe-Grundregeln

Die »ABC«-Regel

Achten Sie auf lebensbedrohende Umstände, die sofortiges Handeln erfordern.

- **Atemwege:** *Die Atemwege müssen frei sein.*
- **Atmung:** *Beatmen Sie den Patienten, falls er nicht atmet.*
- **Kreislauf:** *Stillen Sie jegliche Blutung. Wenn das Herz nicht schlägt, führen Sie Herzmassage durch.*

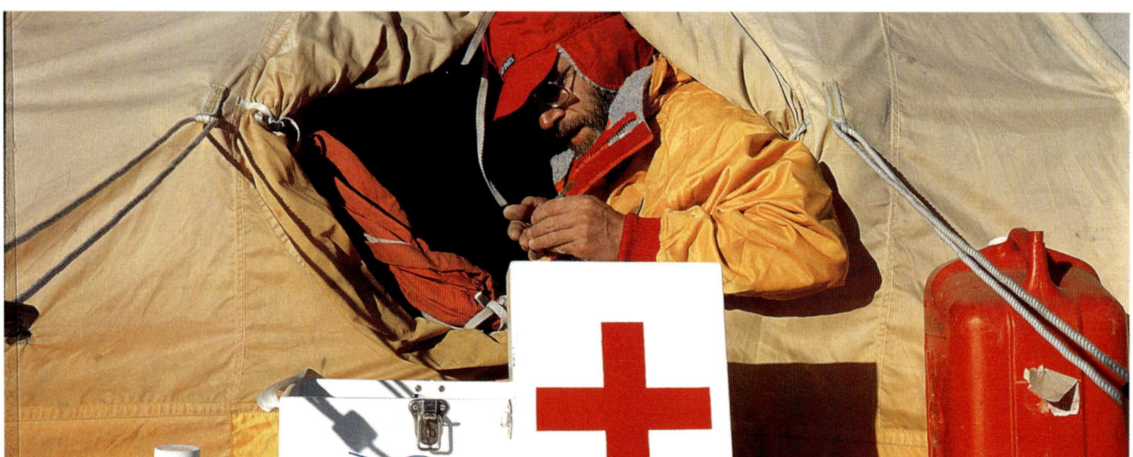

FÜR GRÖSSERE EXPEDITIONEN IN DIE WILDNIS IST FÜR EINE MITTELGROSSE GRUPPE EIN UMFANGREICHER ERSTE-HILFE-KASTEN UNERLÄSSLICH.

Atemwege

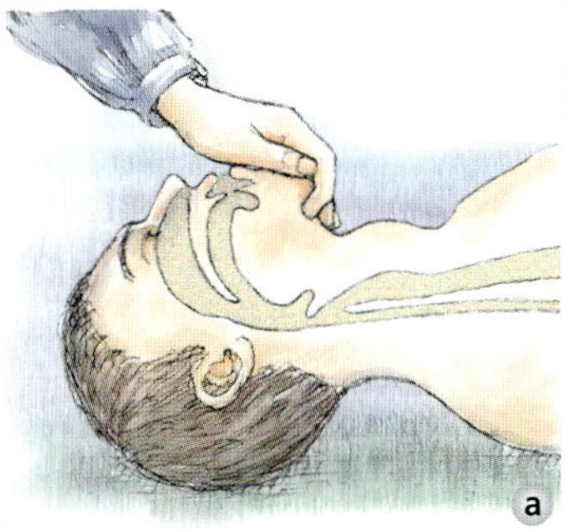

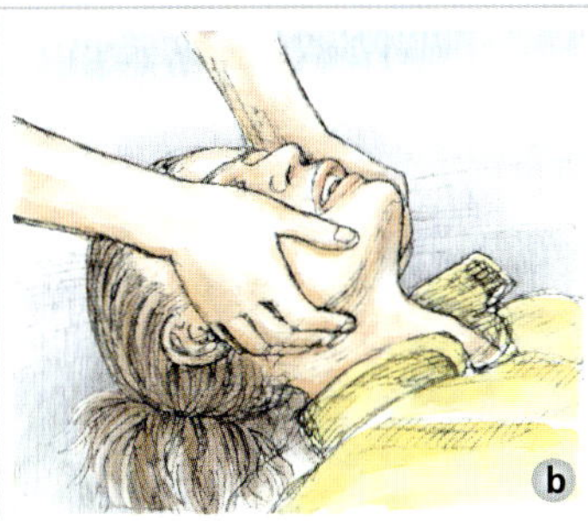

Blockierte Atemwege

Bei einem Patienten bei Bewusstsein kann die Verstopfung der Atemwege beruhen auf schweren Gesichtsverletzungen, Insektenstichen, Schwellungen aufgrund einer Infektion, Einatmen heißer Gase oder einem Biss Essen, das den »falschen Weg« nahm und dann im Kehlkopf stecken blieb. Der Patient ringt nach Luft und schnarcht, gurgelt oder gibt hohe Töne von sich; zudem können Rachen und Brustkorb einfallen.

Einem bewusstlosen Patienten öffnen Sie die Atemwege, indem Sie das Kinn nach unten drücken (a) oder hinter beiden Kiefergelenken Druck anwenden (b). Der Nacken sollte jedoch in neutraler Position gehalten werden für den Fall, dass eine Nackenverletzung vorliegt. Mit den Fingern versuchen Sie, Fremdkörper (Essensreste, Gebiss) zu entfernen, die die Atemwege blockieren können.

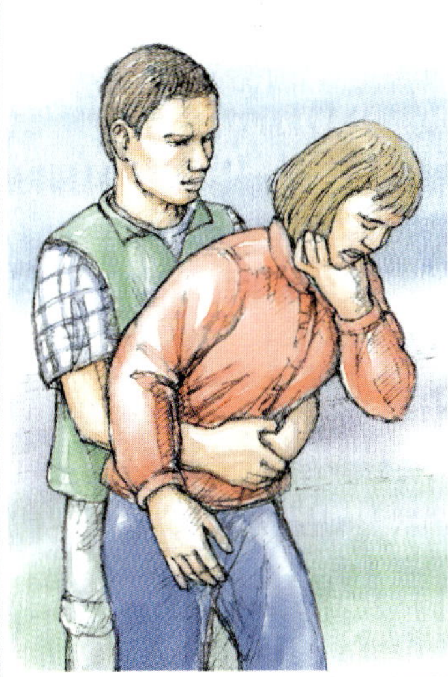

Heimlich-Methode

Wenn sich bei einem Erwachsenen ein festes Stück Essen im Kehlkopf festsetzt, kann man dies mit der Heimlich-Methode (Unterleibsdruck) entfernen.

Stellen Sie sich hinter den Patienten und schlingen Sie die Arme um seine Taille. Ballen Sie eine Faust und legen Sie die andere Hand auf diese Faust, dann pressen Sie in der Mitte des Unterleibs direkt unter dem Brustkorb hart nach oben, wobei Sie den Brustkorb mit Ihren Armen zusammendrücken. Wiederholen Sie das, bis der Fremdkörper entfernt ist.

Bei einem kleinen Kind untersuchen Sie zunächst den Mund auf Fremdkörper, dann halten Sie es mit dem Gesicht nach unten und schlagen zwischen die Schulterblätter, bis der Fremdkörper entfernt ist.

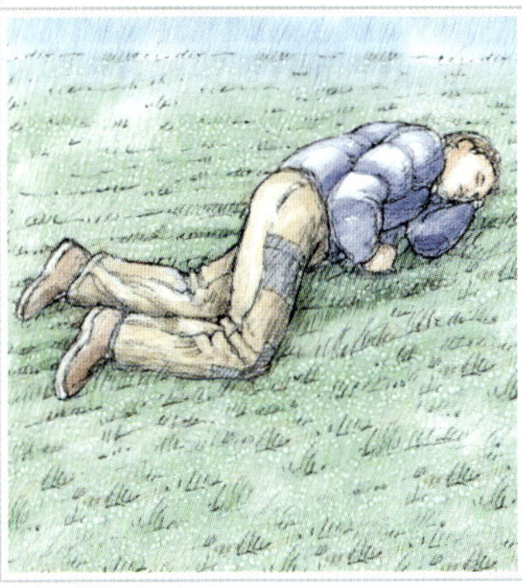

Stabile Seitenlage

Bewusstlose Patienten sollten in die »stabile Seitenlage« gedreht werden (s. links). Denken Sie daran, Hals und Rückgrat zu schützen, wenn Sie den verletzten Patienten in diese Position bringen. Halten Sie den Patienten in dieser Seitenlage auch beim Abtransport – sie stellt sicher, dass die Schwerkraft die Atemwege offen hält, zudem kann Erbrochenes aus dem Mund abfließen, ohne in die Luftröhre einzudringen.

Atmung

Atemprobleme können herrühren von Brustverletzungen, Ansammlung von Flüssigkeit in den Lungen in größeren Höhen und bei Ertrinkenden, von Lungenentzündung oder einem Asthmaanfall. In Ruhestellung atmet ein Erwachsener 15- bis 25-mal pro Minute; mehr als 30 Atemzüge pro Minute können Anzeichen eines Atemproblems sein. Gehen Sie immer davon aus, dass Atemprobleme ernsthafter Natur sind und holen Sie umgehend Hilfe herbei. Der Patient soll sich aufrecht hinsetzen, wenn er sich so besser fühlt. Geben Sie ihm, wenn möglich, Sauerstoff.

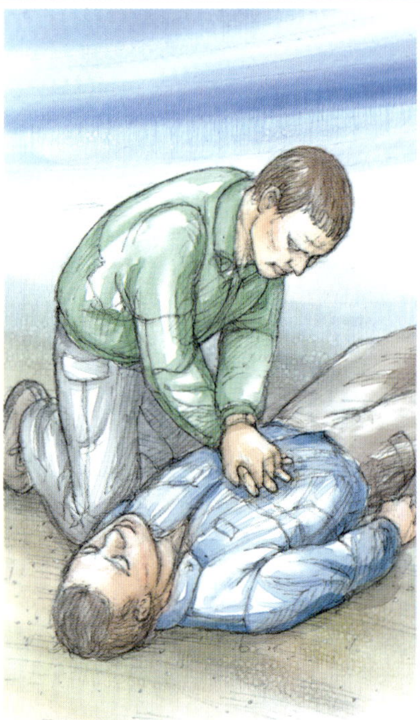

Herz-Lungen-Wiederbelebung (HLW)

Die Herz-Lungen-Wiederbelebung (HLW) lernt man am besten auf einem Lehrgang; das Folgende ist nur eine Kurzanleitung. HLW sollte sofort und sachgerecht angewendet werden; Sie sollten aber auch wissen, dass HLW einem Patienten mit Herzstillstand nur eine kleine Überlebenschance einräumt. In der Wildnis bestehen Situationen, in denen HLW Leben retten könnte, aus Herzstillstand wegen Unterkühlung, Ertrinkens oder Blitzschlags.

Der Patient sollte auf dem Rücken liegen. Knien Sie sich an seine Seite und legen Sie Ihren Handballen in die Mitte der unteren Hälfte seiner Brust; die andere Hand legen Sie darüber (s. links). Drücken Sie mit durchgedrückten Armen die Brust 4–5 cm nach unten. Setzen Sie nach 15 Stößen aus und geben Sie ihm zwei Atemzüge von je mehr als zwei Sekunden per Mund-zu-Mund-Beatmung. Geben Sie ihm 100 Bruststöße pro Minute. Wiederholen Sie das viermal und überprüfen Sie dann Atmung und Puls. Ein Überleben nach mehr als 15 Minuten HLW ist sehr unwahrscheinlich. Abgesehen von Fällen der Unterkühlung ist es hinnehmbar, HLW nach 30 Minuten abzubrechen, wenn bis dahin keine Reaktion erfolgte.

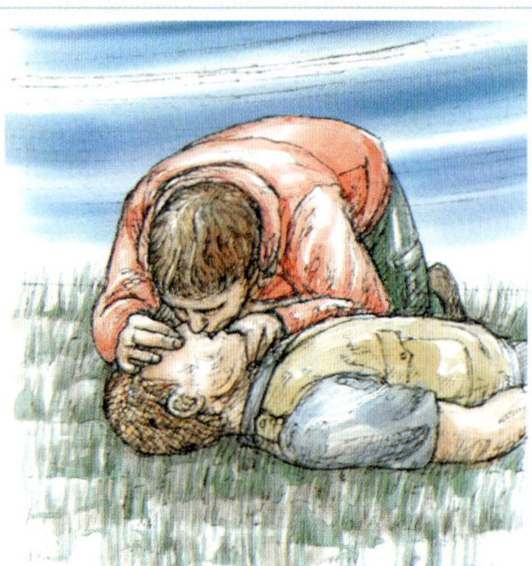

Mund-zu-Mund-Beatmung

Entfernen Sie etwaige Fremdkörper und heben Sie dann das Kinn des Patienten an, um die Atemwege zu öffnen, bedecken Sie seinen Mund oder seine Nase mit Ihrem Mund (s. links) und atmen Sie zwei volle Sekunden lang tief aus. Überprüfen Sie, ob sich die Brust des Patienten anhebt, wenn Sie ausatmen. Geben Sie ihm zehn bis zwölf Atemzüge pro Minute.

Kreislauf

Der nächste wichtige Schritt ist das Stillen von Blutungen.

- *Üben Sie festen Druck direkt auf die blutende Stelle mit einem sauberen Tuch, Ihrer Hand oder der des Patienten aus.*
- *Um eine Arterienblutung zu unterbinden, müssen Sie mindestens drei Minuten sehr hart auf den Verband drücken, dann halten Sie den Druck durch eine Bandage aufrecht.*
- *Wenn Verband und Bandage blutgetränkt sind, legen Sie über dem ersten einen weiteren Verband an.*
- *Legen Sie die blutende Stelle hoch; darüber darf keine Verengung sein (aufgerolltes Hosenbein etwa), die eine Venenblutung fördert.*
- *Benutzen Sie Aderpressen als letztes Mittel, eine Blutung nach einer Unfallamputation (Verlust einer Gliedmaße nach Haiangriff) zu unterbinden.*

Im fortgeschrittenen Schock durch Blutverlust ist der Patient verwirrt und verliert das Bewusstsein. Legen Sie den Patienten still und flach hin und legen Sie seine Beine hoch: Dies führt dem zentralen Kreislauf Blut zu. Ruckartige Bewegungen oder der Transport eines Schockpatienten können die Blutung verstärken und seinen Zustand rasch verschlimmern.
Innere Blutungen entstehen durch Stich oder Schlag in die Brust oder den Unterleib. Diese Art von Blutungen kann nur durch eine Operation behoben werden. Sie können nur auf Schock behandeln.

UNTEN: BEI EINEM BLUTENDEN PATIENTEN IST ES WICHTIG, DIE BLUTUNG ZU MINDERN; DURCH HÖHERLEGEN KEHRT DAS BLUT IN DAS ZENTRALE KREISLAUFSYSTEM ZURÜCK.

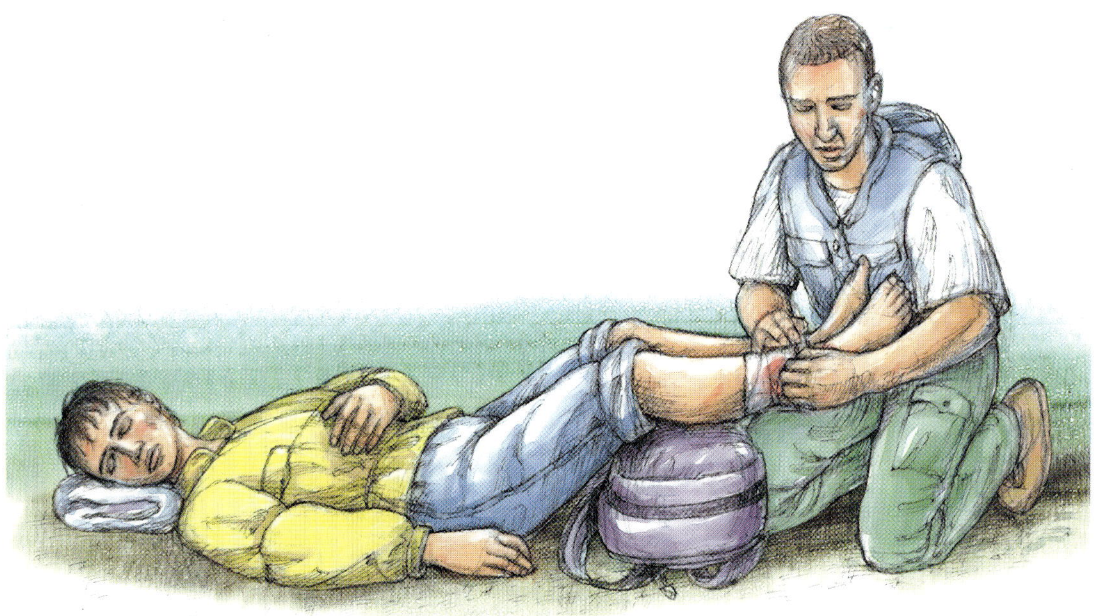

Verletzung der Wirbelsäule

Wenn ein Patient durch einen Sturz oder einen Verkehrsunfall verletzt wurde, gehen Sie stets von einer Verletzung der Wirbelsäule aus (Nacken oder Rücken) und stabilisieren Sie Nacken und Rücken: Der Patient muss stillliegen mit dem Hals in neutraler Position – nicht vorwärts, rückwärts oder seitwärts gedreht. Wenn Sie den Patienten nicht aus unmittelbarer, lebensbedrohender Gefahr schaffen müssen, bewegen Sie ihn nur, wenn Sie eine Nacken- oder Rückgratverletzung ausschließen können oder den Hals mit einer festen Halskrawatte und das Rückgrat auf einem geraden Brett oder einer Bahre festgebunden haben. Gehen Sie bei bewusstlosen Verletzten stets von einer Rückgratverletzung aus. Patienten bei Bewusstsein, die keine Schmerzen im Nacken oder an der Wirbelsäule haben und deren Gliedmaßen nicht taub oder gelähmt sind, haben wahrscheinlich keine Rückenmarkverletzung. Jede Bewusstlosigkeit sollte als sehr ernst angesehen werden: Sie könnte auf eine Gehirnverletzung hinweisen.

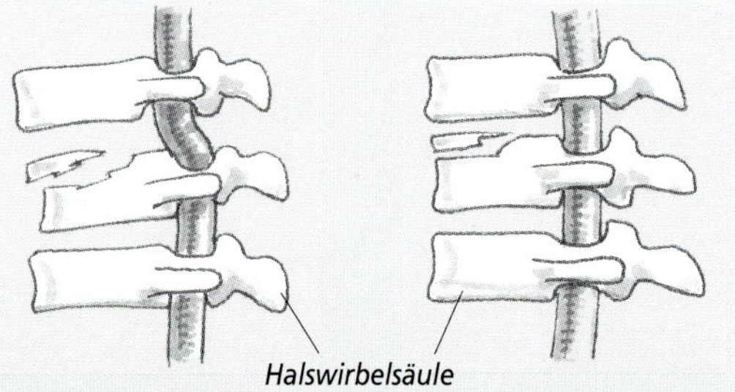

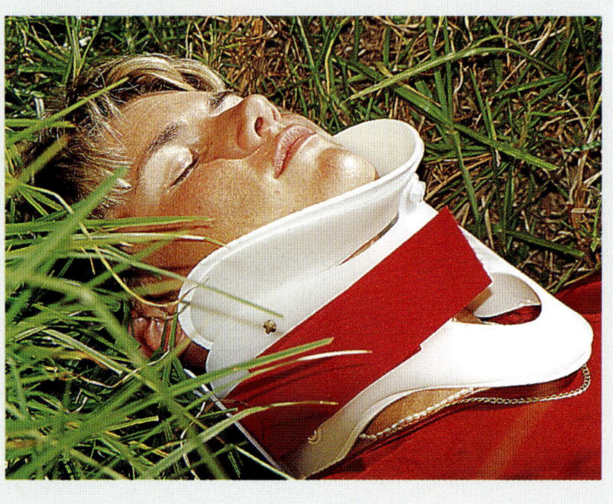

Brüche

Die Symptome eines Bruches – starke Schmerzen, Unfähigkeit, die Gliedmaße zu bewegen, entstelltes Aussehen – sind gewöhnlich leicht zu erkennen. Knochenbrüche sind meist sehr schmerzhaft, aber selten lebensbedrohend; allerdings können mehrfache Brüche und solche, die den Oberschenkel betreffen, so viel Blutverlust verursachen, dass Schock und Tod die Folge sind. Offene Brüche mit offener Wunde und Brüche mit beschädigten Nerven oder Arterien sind ernsthafterer Natur.
Brüche müssen geschient werden, um den Schmerz zu lindern und weitere Gewebeverletzungen und weiteren Blutverlust durch Bewegung zu verhindern. Dabei können Sie ein Bein an das andere schienen oder den Arm an die Brust. Jeder passende gerade und feste Gegenstand wie ein Eispickel oder ein Ast kann als Schiene dienen. Aufgerollte dünne (dichte) Schaummatratzen eignen sich auch. Die Schiene muss gut gepolstert sein und darf den Blutkreislauf nicht unterbinden.
Behandeln Sie Rippenbrüche mit schmerzstillenden Medikamenten und erlauben Sie dem Patienten, sich aufrecht hinzusetzen, um die Atmung zu erleichtern.

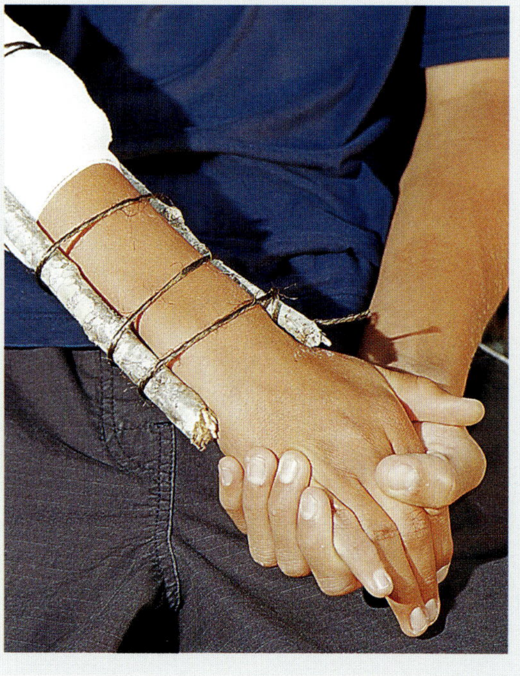

Verbrennungen

Kühlen Sie die verbrannte Stelle, indem Sie sie in kaltes Wasser tauchen oder Wasser darauf gießen. Das Eintauchen können Sie beliebig lange fortsetzen: Es lindert den Schmerz und verhindert weitere Verletzungen.
Bedecken Sie die Verbrennung mit einem sterilen Verband oder einem sauberen Tuch. Versuchen Sie nicht, die Verbrennung zu säubern, und tragen Sie keine Salben auf. Starke Verbrennungen mit Zerstörung der Haut erfordern spätere Hautübertragung.
Großflächige Verbrennungen (mehr als 20 Prozent der Körperoberfläche) können durch viel Plasmaverlust zu Schock führen. Bei solchen und anderen Verbrennungen, besonders im Gesicht und an den Händen, ist eine sofortige Einlieferung ins Krankenhaus geboten.

Verstauchungen

Dies sind Verletzungen, bei denen Muskeln, Bänder und Sehnen an den Gelenken überdehnt oder verdreht werden; sie erholen sich mit der Zeit. Die häufigste Verletzung ist das Umknicken des Fußgelenks. Eine Verstauchung behandelt man mit Ruhe, Kühlung, Anlegen einer Kompresse und Hochlegen der Gliedmaße. Laufen Sie nicht herum, ruhen Sie aus und kühlen Sie mit Schnee, Eis oder Wasser, falls vorhanden.
Ein verstauchtes Fußgelenk umwickeln Sie mit einem breiten, nicht dehnbaren Band, um das Fußgelenk straff und gerade zu halten. Dann folgt eine straffe Elastikbinde, die dem Fußgelenk zusätzlichen Halt gibt. Hochlegen des Beins verringert die Schwellung. Wenn Sie weitermarschieren müssen, kann es ratsam sein, nach dem Verstauchen den Stiefel nicht auszuziehen: Die Schwellung könnte ein Wiederanziehen des Stiefels verhindern.

Ausrenkungen

Ausrenkungen sind ernste Gelenkverletzungen, bei denen sich Knochen verlagert haben. Sie sind sehr schmerzhaft, und das betroffene Glied kann nicht bewegt werden. Bei Hüft- und Schulterausrenkungen hat der lange Knochen die Gelenkkapsel verlassen. Nerven und Blutzufuhr der Gliedmaße können betroffenen sein und dringend ärztliche Hilfe benötigen. Ausrenkungen können oft wieder eingerenkt werden, indem man fest an der Gliedmaße zieht und den Knochen dann in die Gelenkkapsel zurückstößt, möglichst sofort nach der Verletzung: Das lindert auch den Schmerz. Einrenken ist kein einfacher Vorgang und kann zu Brüchen oder Verschlimmerung führen, wenn es inkorrekt ausgeführt wird; in einer Notlage kann es jedoch geboten sein. Alternativ schienen Sie das ausgerenkte Glied wie einen Bruch.

UNTEN: HIER WIRD EINE AUSGERENKTE SCHULTER DURCH STÄNDIGEN ZUG AM ARM BEHANDELT – IN DEM HELM LIEGT EIN SCHWERER STEIN.

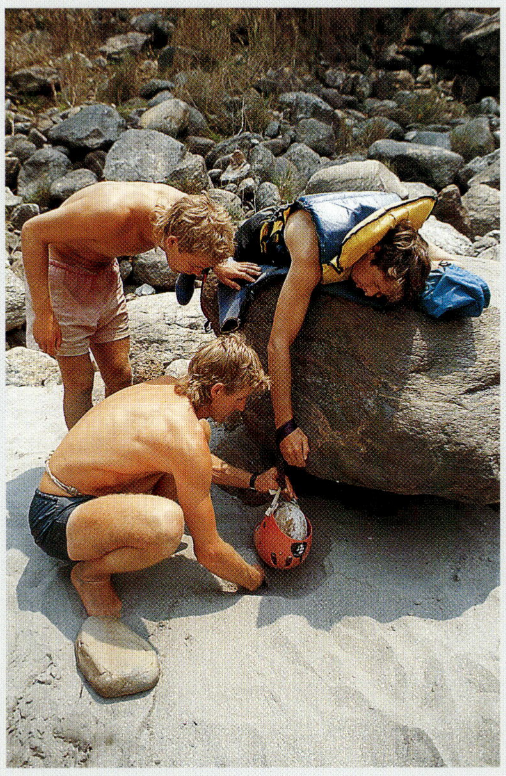

Hitzeschäden

Zu den harmloseren Hitzeschäden zählen Hitzeausschlag, Hitzeödem (geschwollene Füße), Hitzekrämpfe und Hitzeohnmacht (nach Beendigung starker Anstrengung bei Hitze).

Hitzeerschöpfung: Sie ist der häufigste der ernsteren Hitzeschäden. Zu den Symptomen zählen Erschöpfung, Schwindel, leichte geistige Veränderungen, Übelkeit und Kopfschmerzen. Der Patient keucht und schwitzt stark. Er muss sich im Schatten ausruhen, viel trinken und unnötige Kleidung ablegen.

Hitzschlag: Er ist selten, kann aber tödlich ausgehen. Die Körpertemperatur (normal: 37 °C) kann bis auf 46 °C ansteigen. Die Hauptsymptome sind Verwirrung, Anfälle und Koma. Manche Patienten schwitzen trotz der Hitze nicht, andere wiederum schwitzen stark.

Sorgen Sie für schnelle Abkühlung durch Zufächeln und viel Wasser. Bringen Sie ihn in die stabile Seitenlage, überwachen Sie seine Atemwege und schaffen Sie ihn ins Krankenhaus, wenn möglich.

Kälteschäden

Unterkühlung

Sie tritt auf, wenn der Körper keine Wärme speichern kann; sie verursacht unkontrolliertes Zittern und geistige Verwirrung. Wenn der Wärmeverlust nicht beendet wird, verschlimmert sich der Zustand des Patienten: Es folgen Koma, Herzstillstand und Tod. Das tritt ein, wenn die Kerntemperatur (Herz, Lunge, Gehirn) unter 35 °C absinkt. Muss der Körper Wärme erhalten, verringert er die Blutzufuhr zu Haut und Gliedmaßen, was zu blauen Fingern und Zehen führt.

Unterkühlung wird beschleunigt durch Hunger, Erschöpfung, Krankheit und große Höhe. Betroffen sind vor allem kleine Kinder, Heranwachsende, dünne und ältere Menschen. Verletzte und bewegungslose Patienten können bei erstaunlich milden Temperaturen unter Unterkühlung leiden. Achten Sie auf Anzeichen für verändertes geistiges Verhalten – Stolpern, Taumeln, Verwirrtheit, Nuscheln oder ungewöhnliche Reizbarkeit – und handeln Sie: Anhalten, Unterschlupf suchen, ausruhen und die Opfer aufwärmen.

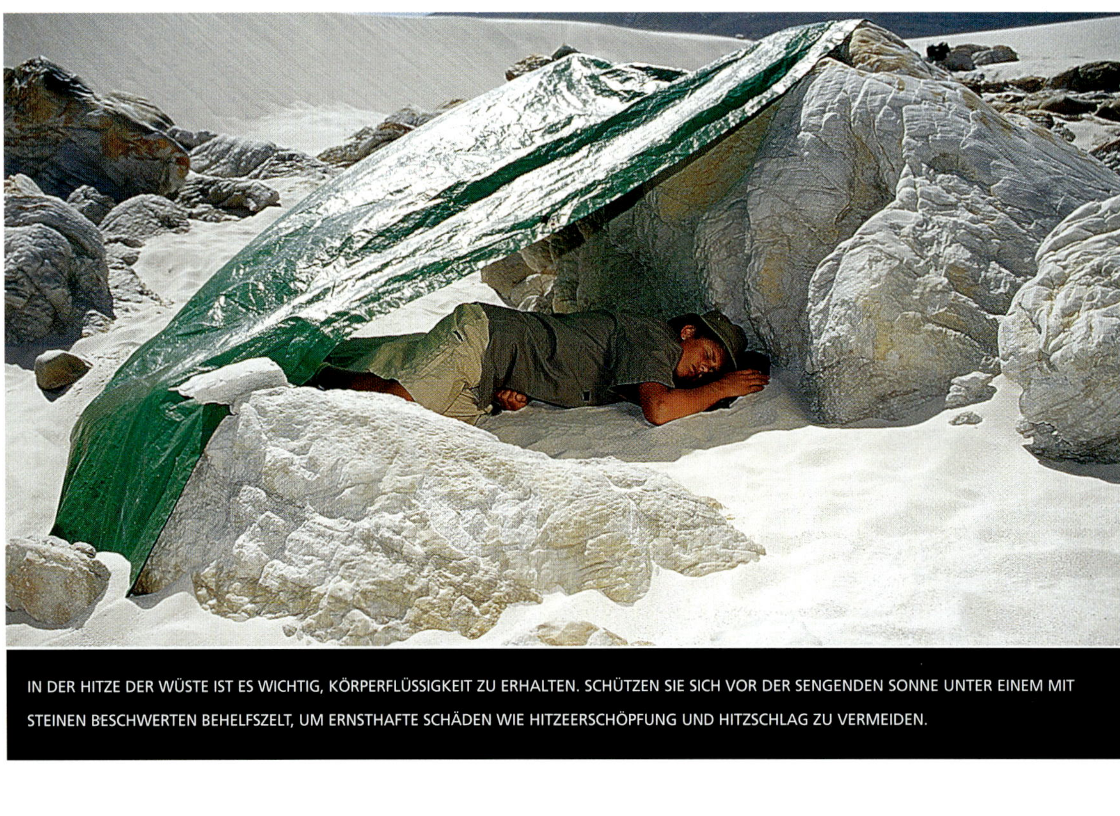

IN DER HITZE DER WÜSTE IST ES WICHTIG, KÖRPERFLÜSSIGKEIT ZU ERHALTEN. SCHÜTZEN SIE SICH VOR DER SENGENDEN SONNE UNTER EINEM MIT STEINEN BESCHWERTEN BEHELFSZELT, UM ERNSTHAFTE SCHÄDEN WIE HITZEERSCHÖPFUNG UND HITZSCHLAG ZU VERMEIDEN.

Behandlung

- *Geben Sie dem Patienten trockene Kleidung und packen Sie ihn im Zelt in einen zum Boden hin isolierten Schlafsack.*
- *Wenn trockene Kleidung nicht verfügbar ist, bedecken Sie ihn mit Plastik, um Wärmeverlust durch Verdunstung zu verhindern. Bedecken Sie seinen Kopf: Er gibt sehr schnell Wärme ab.*
- *Die Körperwärme von Gefährten kann ihn auch erwärmen.*
- *Heißes darf nicht an seine Haut: Wegen der verringerten Versorgung der Haut mit Blut kann das Verbrennungen verursachen.*
- *Patienten bei Bewusstsein geben Sie viel Heißes zu trinken, um seinen Urinverlust auszugleichen.*
- *Ist er bewusstlos, bringen Sie ihn in die stabile Seitenlage und überwachen seine Atemwege.*
- *Wenn die Atmung aussetzt, wenden Sie Mund-zu-Mund-Beatmung an, wenn das Herz aussetzt, Herz-Lungen-Wiederbelebung (HLW). Starke Unterkühlung täuscht den Gehirntod vor: Im Zweifel fahren Sie mit HLW fort, bis der Patient aufgewärmt ist.*

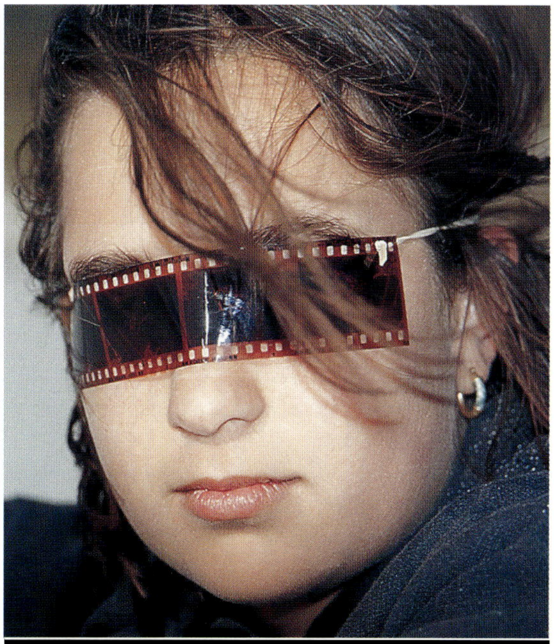

EIN DUNKLER NEGATIVFILM DIENT ALS BEHELFS-AUGENSCHUTZ GEGEN DIE GLEISSENDE HELLIGKEIT VON WÜSTENSAND ODER SCHNEE.

Stufen der Unterkühlung

Leicht

Kerntemperatur 35°C–32°C

- *Klagen über große Kälte*
- *Fehleinschätzungen, Verwirrtheit, Reizbarkeit*
- *Undeutliche Aussprache, Stolpern*
- *Unkontrolliertes Zittern*
- *Kalte, blaue Hände und Füße*
- *Steife Muskeln*
- *Austrocknung durch starkes Wasserlassen*

Mittel

Kerntemperatur 32°C–28°C

- *Bewusstsein getrübt*
- *Zittern kann aufhören*
- *Muskeln sind steif und hart*
- *Unregelmäßiger Herzschlag*

Stark

Kerntemperatur unter 28 °C

- *Tiefe Bewusstlosigkeit*
- *Langsamer Atem*
- *Langsamer, unregelmäßiger Herzschlag*
- *Herzstillstand möglich*

Schneeschäden

Erfrierungen: Dieser Zustand tritt ein, wenn Gewebe erfriert; meist betrifft das Nase, Ohren, Finger und Zehen. Erfrierungen sehen anfangs weiß aus, erzeugen dann Blasen und werden schwarz; sie können zu dauerhaften Gewebeschäden führen, wenn die betroffenen Stellen nicht erwärmt werden.

Schneeblindheit: UV-Strahlung beschädigt die Hornhaut des Auges. Die verursachten Entzündungen und Schmerzen treten oft erst nach 10–12 Stunden auf. In gleißendem Schnee tragen Sie eine Sonnenbrille mit Seitenschutz oder Panoramaglas. Behelfsbrillen können Sie aus Pappe mit Schlitzen oder dunklem Negativfilm anfertigen.

Ertrinken

Ein Ertrinken lässt sich oft vermeiden. Bestehen Sie darauf, dass jeder Rettungswesten trägt, dass Kinder am Wasser stets beaufsichtigt werden, und meiden Sie Alkohol beim Baden. Ertrinkende verlieren das Bewusstsein wegen Sauerstoffmangels im Gehirn. Die meisten kämpfen und atmen Wasser ein. Wenn der Patient nicht mehr atmet, beginnen Sie sofort mit den »ABC«-Schritten (S. 74).

Wenn er gerade erst ins Wasser gesprungen ist, denken Sie auch an eine mögliche Nackenverletzung. Ist er bewusstlos, atmet aber, bringen Sie ihn in die stabile Seitenlage (er könnte Wasser erbrechen) und halten seine Atemwege offen. Es lohnt sich, die Herz-Lungen-Wiederbelebung anzuwenden, selbst wenn er länger im Wasser war: Kälte verlängert die Zeit, in der das Gehirn ohne Sauerstoff arbeiten kann. Ertrinkenden droht ein »zweites Ertrinken« – Atemprobleme, die sich nach dem Einatmen von Wasser ergeben: Verabreichen Sie Sauerstoff und schaffen Sie ihn umgehend ins Krankenhaus.

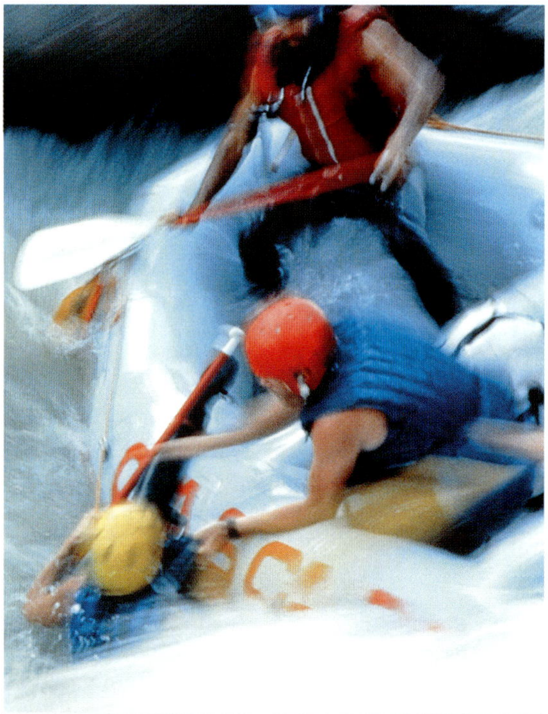

WENN SIE EINEN ERTRINKENDEN RETTEN, BEDENKEN SIE, DASS DAS WASSER IN DER LUNGE ZUM »ZWEITEN ERTRINKEN« FÜHREN KANN.

Bisse und Stiche

Wenn Sie angemessene Schuhe und lange Hosen tragen, aufpassen, was Sie mit Händen und Füßen machen, und Ihre Stiefel untersuchen, bevor Sie sie anziehen, können Sie sich sehr wohl vor Schlangenbissen und Insektenstichen schützen.

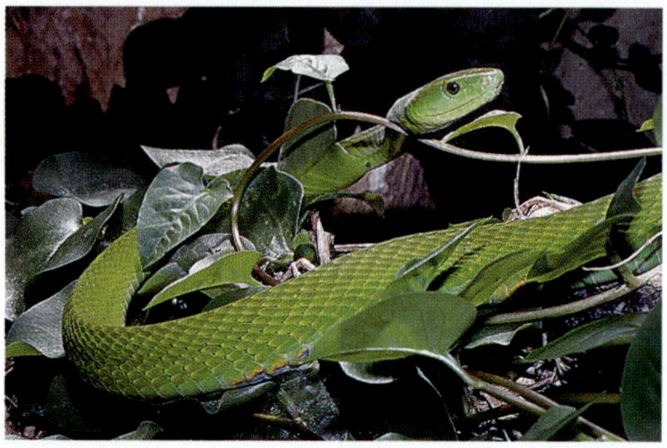

Schlangen

Generell gilt die Regel: Wenn Sie Schlangen nicht behelligen, werden sie Sie auch nicht beißen. Die meisten Schlangenbisse erfolgen, wenn man sie fangen oder mit ihnen spielen will. Zudem sind sie nur selten tödlich.

Am gefährlichsten sind Schlangen mit Nervengift: Es lähmt die Muskeln. Das sind vor allem die Kobras in Afrika und Asien, die Mambas in Afrika und die Korallenschlangen in Nordamerika. Ottern wie die afrikanische Puffotter erzeugen Verdauungsgifte, die schwere Gewebeschäden verursachen. Die berüchtigte nordamerikanische Klapperschlange verursacht mit ihrem Gift Lähmungen und Gewebeschäden. Beruhigen Sie den Patienten und untersagen Sie ihm jede Bewegung: Sie verbreitet das Gift nur. Legen Sie einen festen Kreppverband auf die betroffene Stelle und lassen Sie ihn, wenn möglich, mit dem Hubschrauber ausfliegen. Wenn Anzeichen von Vergiftung erkennbar sind, kann ein Schlangenbiss-Serum helfen. Die Wunde mit einer Saugpumpe abzusaugen, ist ebenfalls hilfreich, wenn das sofort erfolgt. Eine Aderpresse ist eher schädlich als hilfreich. Achten Sie auf Atemschwierigkeiten und wenden Sie Mund-zu-Mund-Beatmung an, falls erforderlich.

Spinnen und Skorpione

Nur wenige Spinnenbisse sind wirklich gefährlich: So die der Schwarzen und der Braunen Witwe in Europa, Nordamerika und Afrika und der Trichternetzspinne in Australien. Die afrikanische Violinspinne kann – ähnlich der Puffotter – schwere Gewebeschäden verursachen, ist aber nur selten (wenn überhaupt) tödlich.
Skorpionstiche können entsetzlich schmerzhaft sein, sind aber nur selten tödlich: Eis auf dem Stich kann hier helfen. Mehrfache Stiche können das Nervensystem beeinträchtigen und führen zu zuckenden und zitternden Bewegungen; sie werden behandelt wie Schlangenbisse. Kinder mit weniger Körpermasse sind eher gefährdet.

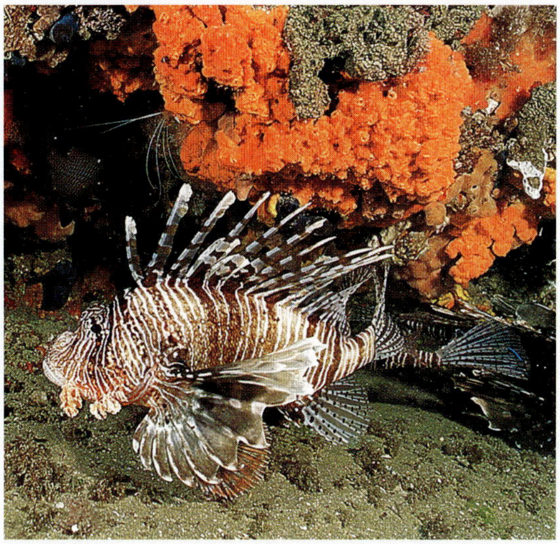

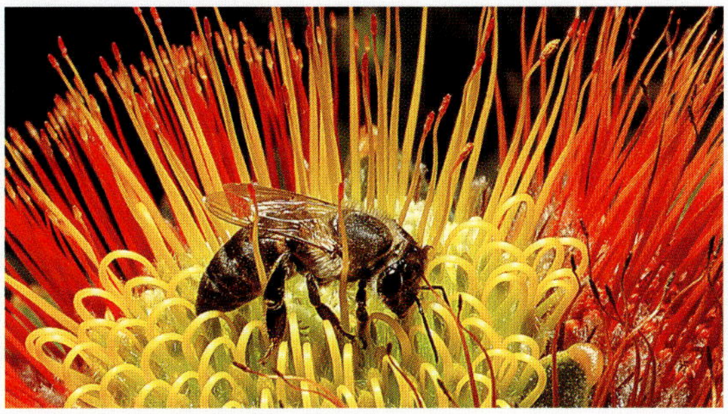

Meerestiere

Man kann sie unterteilen in diejenigen, die brennen, wie Quallen oder Feuerkorallen, und die, die stechen, wie Barbe oder Skorpionfisch. Das Brennen können Sie meist mit Essig oder Alkohol behandeln; der Schmerz der Stiche kann sehr stark sein und lässt nach, wenn Sie den betroffenen Körperteil (meist der Fuß) in heißes Wasser tauchen – so heiß, wie Sie es aushalten können.

Bienen, Wespen und Hornissen

Wespen, Hornissen und besonders Bienen (speziell die afrikanische Honigbiene) haben schon mehr Todesfälle verursacht als alle Schlangen, Spinnen und Skorpione zusammen. Ein einziger Bienenstich ist nur gefährlich, wenn man aufgrund früherer Stiche oder natürlicher Allergie überempfindlich ist. Eine Antihistaminbehandlung – gespritzt oder mit Tabletten – kann hier helfen. Mehrere Bienenstiche können Schock verursachen sowie Atemschwierigkeiten und Verstopfung der Atemwege durch Schwellungen. Nach einem schweren Angriff legen Sie den Patienten hin, entfernen die Stacheln und wenden, falls erforderlich, die Herz-Lungen-Wiederbelebung an. Schnelles Entfernen ist lebenswichtig: Bienenstacheln pumpen noch bis zu 20 Minuten nach dem Angriff Gift in den Körper. Entfernen Sie sie, indem Sie sie mit einer scharfen Klinge oder einer Nadel herauskratzen. Drücken Sie sie nicht heraus: Das pumpt noch mehr Gift in den Körper.

Reise- und tropische Krankheiten

Wer in Malariagebiete reist, sollte sich von Experten beraten lassen und die erforderlichen Vorbeugemaßnahmen treffen. Moskitos übertragen auch Dengue-Fieber (Virusinfektion) und Gelbfieber. Stellen Sie sicher, dass Sie nach den Vorschriften der verschiedenen Länder geimpft worden sind.
Hepatitis B und HIV werden durch unsterilisierte Nadeln und Spritzen sowie Bluttransfusionen und Sexualverkehr übertragen. Ein Impfstoff gegen Hepatitis B ist verfügbar; die Impfung wird empfohlen.

Erste Hilfe

Der Erste-Hilfe-Kasten

Erste-Hilfe- oder medizinische Ausbildung sind wichtig: Es bringt nichts, Ausrüstung und Arzneien mitzuschleppen, die niemand in der Gruppe benutzen oder anwenden kann. Wählen Sie sorgfältig aus und denken Sie an Gewicht und verfügbaren Platz, wenn Sie den Erste-Hilfe-Kasten packen. Verwenden Sie Mehrzweckgerät und verpacken Sie alles in einem wasserdichten Behälter. Bedenken Sie, dass er ausschließlich Notfällen dient.

Erste-Hilfe-Kasten für eine kleine Gruppe
(Kleine Wandergruppe, die etwa eine Woche zu einem abgelegenen Ziel unterwegs ist)

- 2 Paar Latex-Wegwerfhandschuhe (Schutz vor Blut)
- Taschenmaske (Schutz bei Mund-zu-Mund-Beatmung)
- 1 große (30 x 30 cm) sterile Wundkompresse (Wundbehandlung, Blutstillung)
- 2 kleine (10 x 10 cm) sterile Wundkompressen (Blutungen & Wunden)
- 2 Verbrennungskompressen (20 x 20 cm; Hydrogel)
- 1 Kreppbandage (10 cm breit; Gelenkverstauchungen, Festbinden von Kompressen)
- 1 kleine Rolle Klebeband
- 1 Schiene (Brüche)
- 1 metallfarbene Thermodecke
- 2 Beutel Jod-Desinfektionsmittel (10 ml)
- Tieftemperatur-Thermometer (Fieber und Unterkühlung)
- Schere und Pinzette
- Nadel (Entfernen von Splittern)

Medikamente (geringe Mengen):

- Paracetamol, Kodeintabletten, Acetiminophen in den USA (Schmerz)
- Entzündungshemmende Medikamente wie Ibuprofen, Aspirin (Verstauchungen)
- Antihistamin-Tabletten (Allergien, Übelkeit)
- Zahnschmerzmittel
- Antidiarrhöemittel
- Antibiotika (Entzündungen)
- Salbe zur Pilzbekämpfung
- Sterile Salzlösung für Augenspülung (10 ml; 0,9 Prozent)

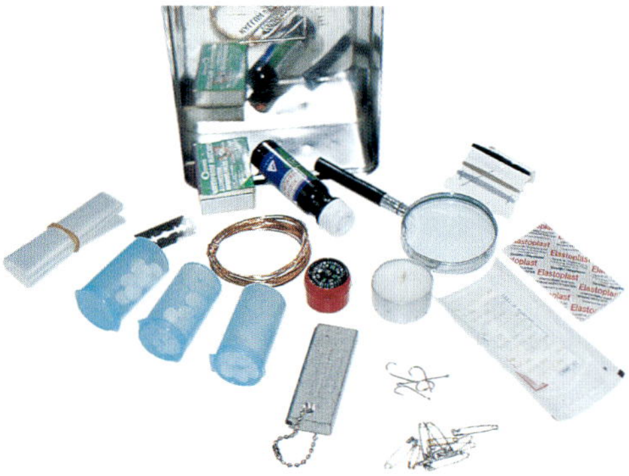

Mini-Erste-Hilfe-Kasten
Der persönliche Mini-Überlebenskasten enthält neben Grundsätzlichem wie Kompass, Feuerstein und wasserfesten Zündhölzern auch einen Mini-Erste-Hilfe-Kasten. Er passt in eine kleine Dose und enthält ein Skalpell, Sicherheitsnadeln, Heftpflaster, Wundklammer sowie Nadel und Faden.

Unterstützung des Rettungstrupps

Wichtige Informationen für den Rettungstrupp

- Art und Ursache des Vorfalls (Verletzung, Krankheit)
- Genauer Standort
  - *GPS-Position, Karten-Koordinaten*
  - *Richtung und Entfernung von einem markanten Punkt*
  - *Beschreibung des Geländes / spezielle Merkmale (Flussbiegung)*
- Anzahl, Namen und Alter der Patienten
- Medizinischer Zustand jedes Patienten
  - *Vitalzeichen*
  - *Bewusstseinszustand*
    - *bei vollem Bewusstsein*
    - *reagiert auf verbalen Anreiz (spricht)*
    - *reagiert auf Schmerz (Nadelstich)*
    - *reagiert gar nicht*
- Medizinische Erfahrung der Gruppe
- Verletzungsart
- Durchgeführte Behandlung
- Örtliches Wetter
- Schwierigkeiten beim Zugang (Patient liegt in einer Wand)
- Hubschrauber-Landemöglichkeit
- Anzahl unverletzter Gruppenmitglieder
- Zustand der Gruppe
  - *Unterbringung*
  - *Verpflegung*
  - *Medizinische Versorgung*
- Art der Signalgebung

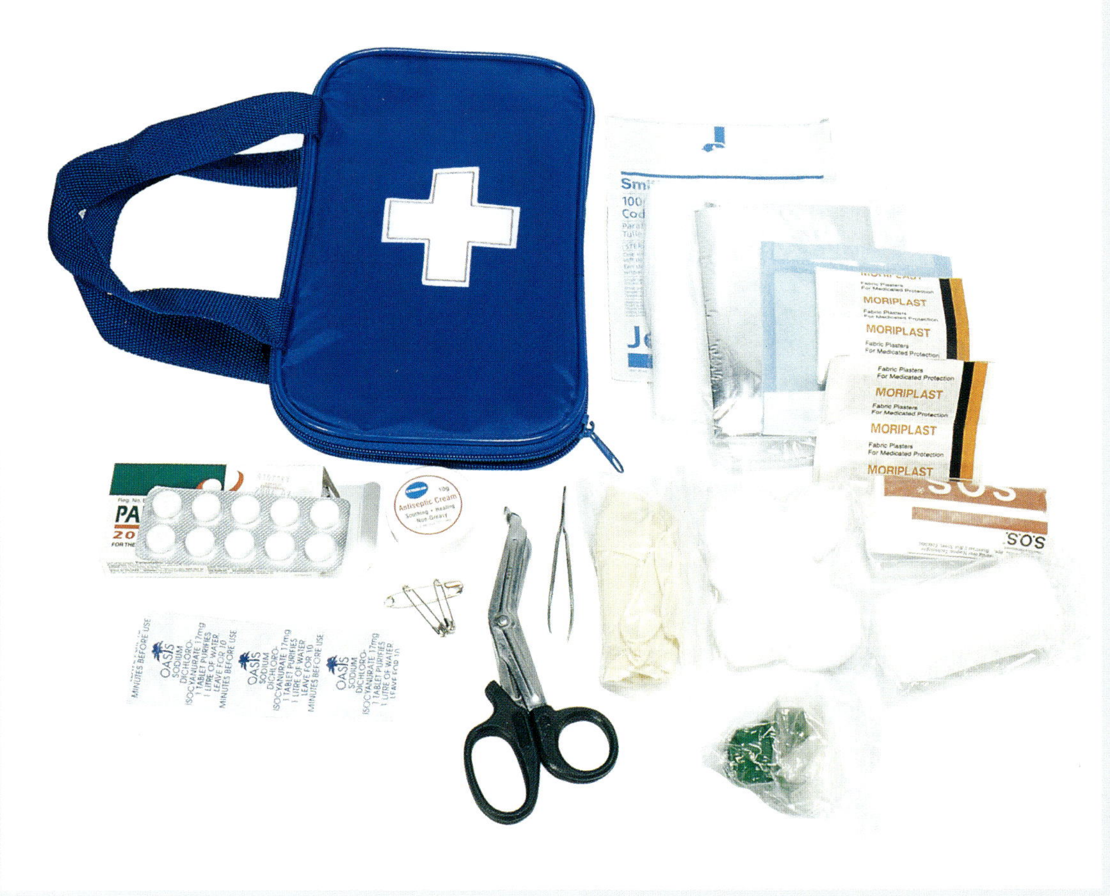

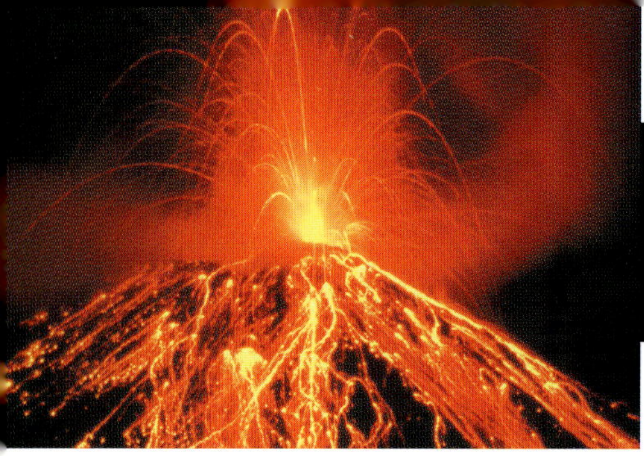

Extreme Notfälle

Jede Form einer Reise durch oder über die Wildnis kann sich – als Folge eines Schiffbruchs, eines Flugzeugabsturzes, einer Autopanne oder einer Naturkatastrophe – zu einem Desaster oder einer Überlebenssituation ausweiten. Dann ist die Fähigkeit, inmitten von Chaos und Verwirrung die Lage zu beurteilen, Schwerpunkte zu setzen und vorauszuplanen, eine lebenswichtige Eigenschaft.

Katastrophen-Checkliste

Verletzungen: Sind Sie selbst verletzt? Können Sie später behandelt werden?

Unmittelbare Gefahren: Sind ein instabiles Wrack, verflüchtigender Kraftstoff, giftige Gase, Rauch, Leckstellen oder eine Steilwand für irgendjemanden eine Gefahr? Kennen die Gefährten sie, und können sie sich selbst helfen? Wird ihr Transport Sie und andere gefährden? Welche Entfernung ist »sicher«?

Vorrangige Behandlung: Können die ernsthaft Verletzten später behandelt werden, sodass die leicht Verletzten sofort versorgt werden können?

Sonderfälle: Gibt es Kleinkinder, Kinder, Ältere oder Behinderte, die Hilfe brauchen? Können Sie ihnen helfen? Können andere Ihnen dabei helfen?

Hilfsmittel: Suchen Sie nach brauchbaren Gegenständen – Verpflegung, Wasser, Kleidung, Unterschlupf, Funkgeräte, Batterien, Taschenlampen, Feuerlöscher, Flöße oder Schwimmkörper.

Notsignale: Können Sie ein Notsignal sofort absetzen (Funk, Leuchtkörper, Transponder auf Booten)?

Zusammenhalt: Wenn die Leute verwirrt herumirren – erteilen Sie einfache Aufgaben (Überprüfen des festen Sitzes aller Rettungswesten, Zählen der Kinder in der Gruppe).

Bevorratung: Beschlagnahmen Sie alle Verpflegung, Getränke, Zündhölzer, Feuerzeuge, Taschenlampen und Kommunikationsmittel im Namen der gesamten Gruppe.

Rationierung: Gehen Sie vom Schlimmsten aus und rationieren Sie Nahrungsmittel und Getränke sofort.

GEGENÜBER: DIESE UNSANFT AN LAND GEWORFENE JACHT BELEGT DIE ZERSTÖRUNGSKRAFT, DIE DIE STÜRME EINES HURRIKANS ENTWICKELN KÖNNEN.

Schiffbruch

Kleinere Schiffe: Jeder an Bord sollte eine Rettungsweste oder einen anderen Schwimmkörper haben. Überladen Sie ein Rettungsboot nicht. Leute im Boot sollten aus Gründen der Stabilität so tief wie möglich sitzen. Wenn ein Notsignal abgeschossen wurde, lassen Sie einen Treibanker zu Wasser, um die Abdrift zu verringern.

Größere Schiffe: Merken Sie sich gleich zu Beginn alle Ausgänge unter Deck und die Lage der Rettungsboote. Ziehen Sie in kälteren Gewässern zur Isolierung so viel Kleidung an wie möglich. Eine Rettungsweste ist absolut vorrangig; greifen Sie zudem alles, was im Wasser schwimmt – leere Plastikflaschen, Schaumstoffe, Holzstücke.

Bevor Sie springen: Nähern Sie sich der Wasseroberfläche so weit wie möglich an, besonders wenn Ihre Rettungsweste bereits aufgeblasen ist. Schwimmen Sie von einem sinkenden Schiff fort: Es kann Sie in die Tiefe ziehen.

Abgetrieben im Boot

Taucher, Windsurfer und Kanufahrer sollten bei ihrem Boot bleiben, selbst wenn es teilweise beschädigt oder gekentert ist. Surfer bleiben auf ihrem Brett; sie verschränken die Hände unter dem Brett und lösen die Sicherheitsleine nicht.

Kanufahrer sollten eine wasserfeste Trillerpfeife und einen Leuchtkörper oder eine Taschenlampe mitführen und mit starkem Klebeband oder einer Leine am Boot befestigen.

Vom Seenotrettungsschiff gesehen zu werden ist sehr wichtig. Wenn Sie eines hören oder sehen, heben Sie eine Hand hoch über das Wasser und winken Sie mit einem farbigen Gegenstand (Socken, Unterwäsche, Badeanzug).

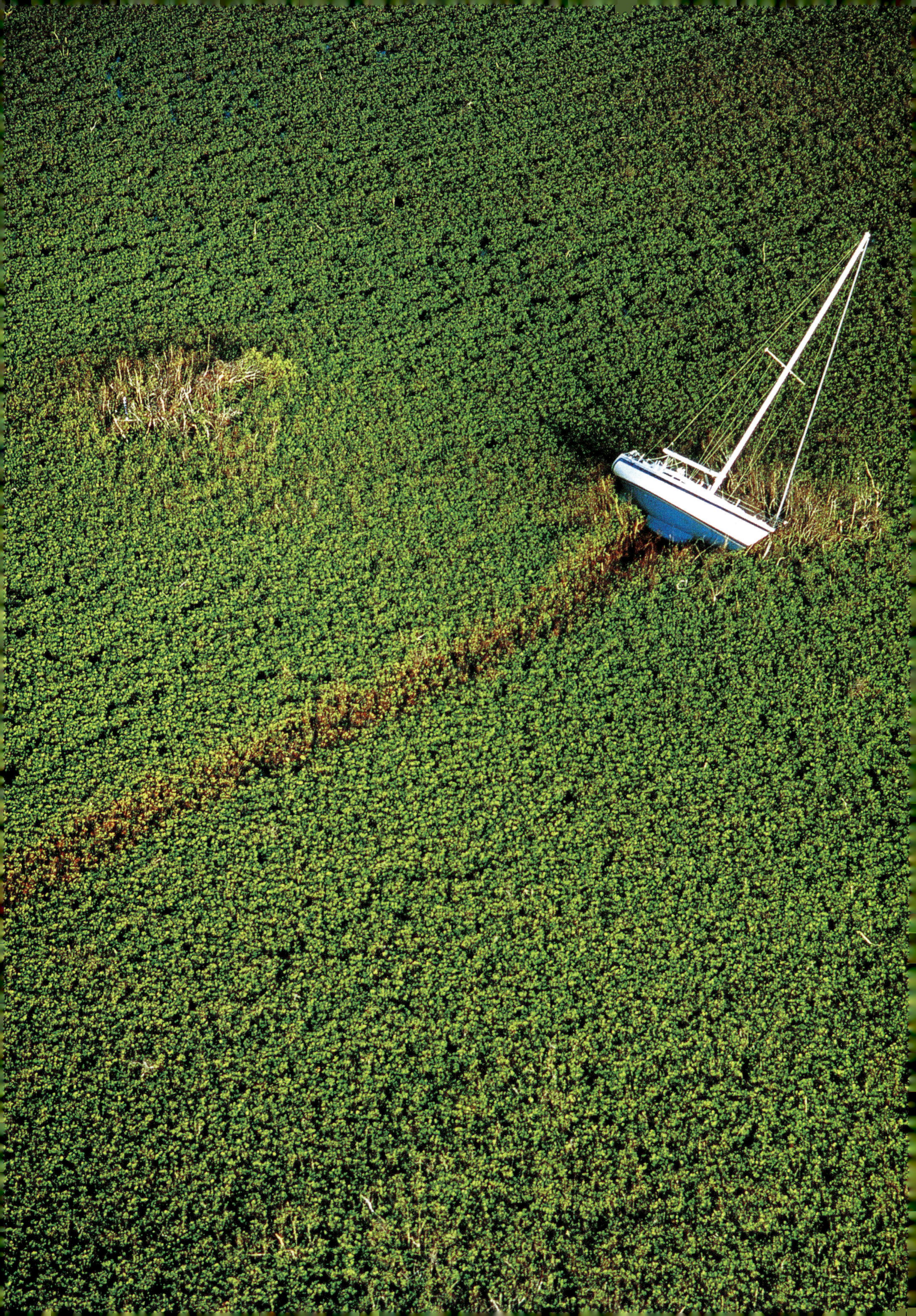

Ohne Boot abgetrieben

Wenn Sie aus einem Boot fallen oder schwimmend aufs Meer hinausgezogen werden, sparen Sie Energie und liegen ruhig im Wasser. In ruhigem Wasser können Sie auf dem Rücken liegen, in bewegtem drehen Sie sich auf den Bauch und spielen »toter Mann«: Sie liegen mit ausgestreckten Armen und dem Gesicht im Wasser auf dem Bauch; den Kopf heben Sie nur zum Einatmen. Wechseln Sie zwischen Wassertreten und Im-Wasser-Liegen ab. Eine Gruppe drängt sich zusammen, um Körperwärme zu erhalten. Behelfs-Schwimmkörper können Sie herstellen, indem Sie lange Hosen oder ein Hemd ausziehen und einen Knoten in die Enden der Beine oder Ärmel machen. Wedeln Sie mit dem Kleidungsstück über dem Kopf, um es mit Luft zu füllen, und verschließen Sie das Bauchende mit einem Gürtel oder Schnürsenkel oder halten Sie es einfach unter Wasser, um einen Luftsack zu schaffen. Legen Sie sich das luftgefüllte Kleidungsstück unter den Nacken.

Rettung aus Flüssen

- *Halten Sie sich an die Regel: hinhalten, hinwerfen, hinrudern, hinschwimmen.*
- *Versuchen Sie zunächst den Schwimmer mit einem Paddel oder Stock zu retten, dann werfen Sie ihm ein Seil zu. Der Schwimmer sollte auf dem Rücken liegen, die Leine mit beiden Händen ergreifen und den Kopf für leichteres Atmen leicht anheben. Befestigen Sie das Seil nicht an einem Gegenstand am Ufer oder an einem der Retter: Die starke Strömung kann den Schwimmer unter Wasser ziehen.*
- *Wenn das nicht hilft, rudern Sie zu dem Schwimmer.*
- *Als Letztes können Sie zu ihm hinschwimmen – tun Sie das aber nur, wenn Sie ein guter Schwimmer sind, durch ein Seil gesichert werden und die Umstände dies zulassen.*
- *Versuchen Sie keine Flussrettung, wenn Sie kein Rettungsschwimmer sind; bitten Sie lieber andere um Hilfe.*

RECHTS: VIELEN MENSCHEN MACHEN WILDWASSERFAHRTEN SPASS – MAN SOLLTE DIE GEFAHREN ABER NICHT UNTERSCHÄTZEN.

Wildwassertouren

Flüsse, die einst als Domäne von Experten galten, werden heute von einfachen Paddlern überlaufen; entsprechend steigen auch die Flussunfälle an. Lassen Sie sich nicht von einem scheinbar friedlichen Fluss täuschen und meiden Sie Flüsse, die Ihre Fähigkeiten übersteigen.

Halten Sie sich in einem schnell fließenden Fluss an folgende defensive Schwimmtechniken:

- *Halten Sie sich an Ihrem Boot stets hinten fest: So können Sie nicht zwischen das Boot und Hindernisse wie Felsen geraten.*
- *Wenn das Boot Ihnen gefährlich zu werden scheint – lassen Sie es los.*
- *Schwimmen Sie auf dem Rücken mit der Strömung, die Beine voraus, und benutzen Sie die Arme zum Beiseitestoßen von Hindernissen.*
- *In sehr großen Wellen schwimmen Sie aggressiv von ihnen weg, um nicht durchgeschüttelt zu werden. Schwimmen Sie quer zur Strömung.*
- *Wenn Sie auf ein Hindernis wie einen teilweise unter Wasser treibenden Baum zutreiben, wechseln Sie in die Kopf-voraus-Position: So können Sie über das Hindernis schwimmen oder klettern und werden nicht unter das Hindernis gedrückt.*

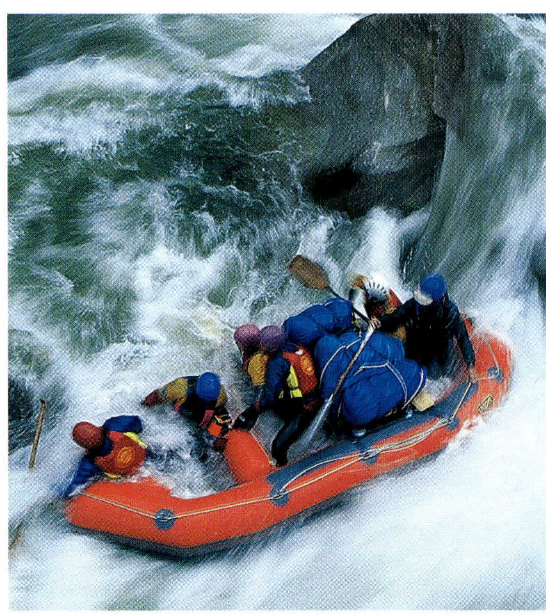

Im Gebirge

Viele Wildnistouren führen ins Gebirge, und manche Flugunfälle enden in den Bergen. Stürmischer Wind, Kälte, Lawinen und steile Berghänge stellen Gefahren dar, besonders wenn die Mitglieder gestresst und erschöpft sind. Stellen Sie sich diesen Anforderungen nur, wenn Ihnen keine andere Wahl bleibt. Es kann durchaus gefährlicher sein, zu klettern, als auf Rettung zu warten – allerdings ist dies eine schwierige Entscheidung.

Allein und verirrt

- *Wenn Sie die Orientierung verloren haben, gehen Sie nur zurück, wenn Sie sich 100%ig sicher sind, woher Sie gekommen sind.*
- *Suchen Sie sich sobald wie möglich einen Unterschlupf, aber bleiben Sie so nah wie möglich an Ihrer Route. Wenn Sie in einer Höhle oder einem Überhang unterkriechen, hinterlassen Sie deutlich sichtbare Zeichen.*
- *Markieren Sie Ihre Route: mit Pfeilen aus Steinen oder geknickten Zweigen, die Ihre Marschrichtung angeben.*
- *Wenn es schneit, errichten Sie hohe Steinhügel oder Dreibeine aus Stöcken mit Stofffetzen, Plastik oder Ähnlichem daran.*
- *Tragen Sie Kleidung, die gegen Unterkühlung schützt.*
- *Wenn Sie sich entscheiden loszumarschieren, kann Ihnen das Aufsuchen höher gelegener Punkte wegen der besseren Übersicht die Orientierung erleichtern – oder Sie gehen bergab und finden einen Bach, dem Sie folgen.*

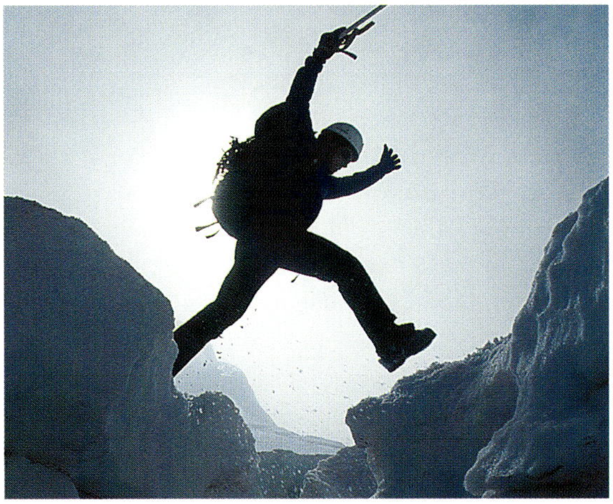

Verirrt in einer Höhle

Sobald Sie feststellen, dass Sie sich in einer Höhle verirrt haben, unternehmen Sie Folgendes:

- *Sparen Sie Licht; schalten Sie alle Lichtquellen aus.*
- *Setzen Sie sich in Marschrichtung hin.*
- *Beurteilen Sie Ihre Lage; stellen Sie fest, wer Ihr Vorhaben kannte und wann er vielleicht eine Suche einleitet. Sollen Sie weitergehen oder hier bleiben?*
- *Machen Sie eine Bestandsaufnahme hinsichtlich Nahrung, Licht, Kleidung und Wasser.*
- *Die Gruppe sollte sich an den Händen halten, sich berühren oder dicht beieinander sitzen, damit sie sich nicht aufteilt; zudem vermittelt das Sicherheit und Körperwärme.*
- *Wenn es total finster ist, lassen Sie sich Ihre Augen an die Dunkelheit gewöhnen; das dauert 30 Minuten oder länger. Nutzen Sie dann das Licht eines Handys oder einer Uhr und schauen Sie sich um.*
- *Wenn Sie nur wenige Zündhölzer haben, entzünden Sie Tuchstreifen, die Sie um einen Stock, einen Bleistift oder eine Taschenlampe wickeln.*
- *Wenn Sie den Stoff kräftig mit einer Kerze einreiben, brennt er leichter. Lippenstift, Lippensalbe, Butter und Käse haben die gleiche Wirkung.*
- *Kriechen ist oft die sicherste Lösung. Nehmen Sie Socken, oder wickeln Sie etwas Tuch um Hände und Knie, um sie zu schützen.*
- *Beim Weitergehen kratzen Sie Ihre Initialen, Zeit und Marschrichtung in den Boden oder bauen Steinhügel, um den Rettungstrupp zu unterstützen – oder Ihren Weg zurückzuverfolgen.*
- *Bei sehr engen Passagen nehmen Sie den Größten der Gruppe in die Mitte: Wenn er stecken bleibt, können die Gefährten ihm von beiden Seiten helfen.*
- *Der Letzte (oder der Erste) sollte stets eine Hand an der Höhlenwand haben, um ein unbeabsichtigtes Umkehren der Gruppe zu verhindern.*

LINKS: WENN SIE IN UNBEKANNTEM GEBIRGE DIE ORIENTIERUNG VERLOREN HABEN, GEHEN SIE VORSICHTIG, UM NICHT IN EINE GLETSCHERSPALTE ODER EINEN ABGRUND ZU STÜRZEN.

Umweltgefahren

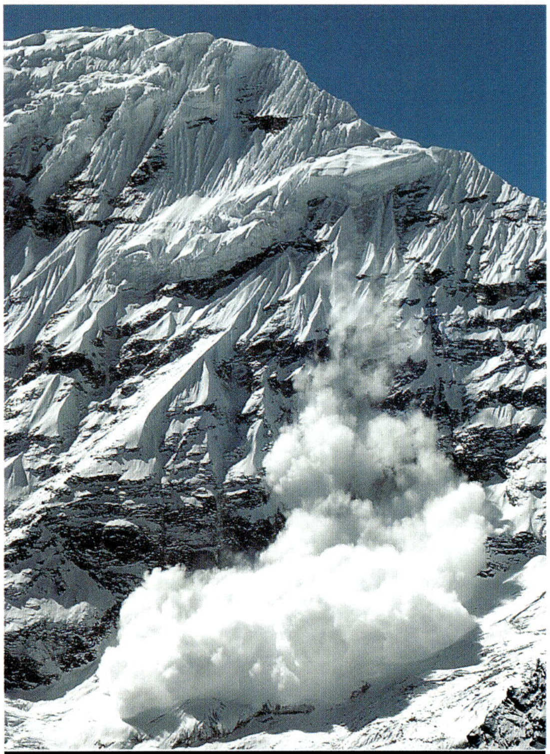

ES HABEN SICH SCHON LAWINENOPFER AUS EINER ZEHN METER DICKEN SCHNEESCHICHT BEFREIEN KÖNNEN.

Lawinen-Tipps

- *Wenn Sie eine Lawine überrascht, versuchen Sie, an die Oberfläche oder an die Seite zu gelangen, indem Sie mit Armen und Beinen »Schwimmbewegungen« ausführen.*
- *Wenn die Lawine sich verlangsamt, drücken Sie den Schnee um sich herum mit Armen und Beinen weg, um Raum zum Atmen zu schaffen. Liegen Sie still – wenn Sie Licht sehen, sind Sie dicht unter der Oberfläche.*
- *Achten Sie auf Rettungsgeräusche und rufen Sie nur, wenn die Retter sehr nahe sind.*
- *Wenn nicht binnen weniger Minuten Rettung eintrifft, graben Sie sich nach oben. Wenn Speichel aus Ihrem Mund tropft, zeigt er Ihnen »oben« und »unten« an.*
- *Wenn Sie – von außerhalb – sehen, wie jemand von einer Lawine verschüttet wird, beobachten Sie ihn so lange wie möglich. Wenn die Lawine zum Stehen kommt, laufen Sie zu dem Punkt, wo Sie ihn zuletzt gesehen haben, und suchen rasch hangabwärts nach ihm.*
- *Wenn Sie lange, dünne Stangen dabeihaben, suchen Sie damit nach ihm.*
- *Diese erste Suche ist lebenswichtig. 50 Prozent der Lawinenopfer, die überlebten, befreiten sich selbst, 40 Prozent wurden nach schneller Suche von Gruppenmitgliedern gefunden und nur 10 Prozent wurden später von organisierten Rettungstrupps aufgespürt.*

Lawinen

Lawinen entstehen meist nach starkem Schneefall an konvexen Hängen von 30–45° Neigung. Die Lawinengefahr steigt gewöhnlich, wenn Schnee, der mit darunter liegenden Schichten verbunden war, durch leichten Regen oder schnellen Temperaturanstieg locker wird. Da Rinnen und Seitentäler potenzielle Lawinenbahnen sind, müssen Sie besonders vorsichtig sein, wenn Sie sie überqueren oder benutzen.

Halten Sie unterhalb solcher Gebiete Ausschau nach Felsbrocken, sie verraten Ihnen, ob sich eine Lawine abzeichnet. Risse, große Schneebälle, die einen Hang hinabrollen oder Geräusche, die Sie beim Queren eines Schneehanges hören, kündigen Lawinengefahr an. Gehen Sie auf diesen gefährlichen Hängen oder unterhalb nur frühmorgens oder nachts, wenn der Schnee gefroren ist. Wenn Sie einen gefährlichen Hang trotzdem überqueren müssen, schicken Sie die Gefährten einzeln hinüber. Wenn Sie einen Rucksack tragen, lockern Sie Hüft- und Schultergurte: Bei einem Lawinenabgang kann er Sie unter den Schnee drücken.

Wenn Sie Gebiete aufsuchen, in denen es viel schneit, sollten Sie eine Rettungssonde dabeihaben – einen am Körper getragenen, kompakten Lawinensender, der Dauersignale sendet und den Rettern hilft, verloren gegangene Gefährten oder verschüttete Lawinenopfer aufzuspüren. Schalten Sie Ihr Gerät im Lawinengebiet auf »Senden«!

Waldbrände

Wenn Ihr Lagerfeuer außer Kontrolle gerät oder die Sonne sehr trockene Vegetation in Brand setzt, versuchen Sie, es mit Kleidung oder einem Handtuch zu löschen. Wenn der Brandherd schon zu groß ist, müssen Sie als Erstes der Brandrichtung sowie potenzieller Gas- und Rauchinhalation entkommen. Brände bewegen sich bergauf meist schneller als bergab. Berücksichtigen Sie auch die vorherrschende Windrichtung. Laufen Sie zu einer natürlich geschützten Stelle: einer großen Lichtung, einem Felshügel oder einem Fluss. Wenn Sie dem Feuer nicht entkommen können und kein Wasser vorhanden ist, kriechen Sie in ein tiefes Loch und bedecken sich mit Erde.

Oft bleibt nur ein Durchbruch durch die Flammen. Bedecken Sie dabei Mund und Gesicht mit einem Tuch (nass, wenn möglich). Wählen Sie eine Stelle mit geringer Vegetation und ohne Löcher oder andere Stolper-Hindernisse und rennen Sie dann schnell durch die Flammen. Wenn Ihre Kleidung oder Ihr Haar Feuer fängt, wälzen Sie sich, wenn möglich, am Boden oder ersticken die Flammen mit Kleidung.

Wenn Sie in einem Fahrzeug von Flammen eingeschlossen werden, kann es am besten sein, wenn Sie darin bleiben. Halten Sie die Fenster geschlossen: Das Feuer braucht Sauerstoff zum Brennen. Es besteht zwar das Risiko, dass der Kraftstofftank Feuer fängt und explodiert – aber das passiert in Wirklichkeit nur selten.

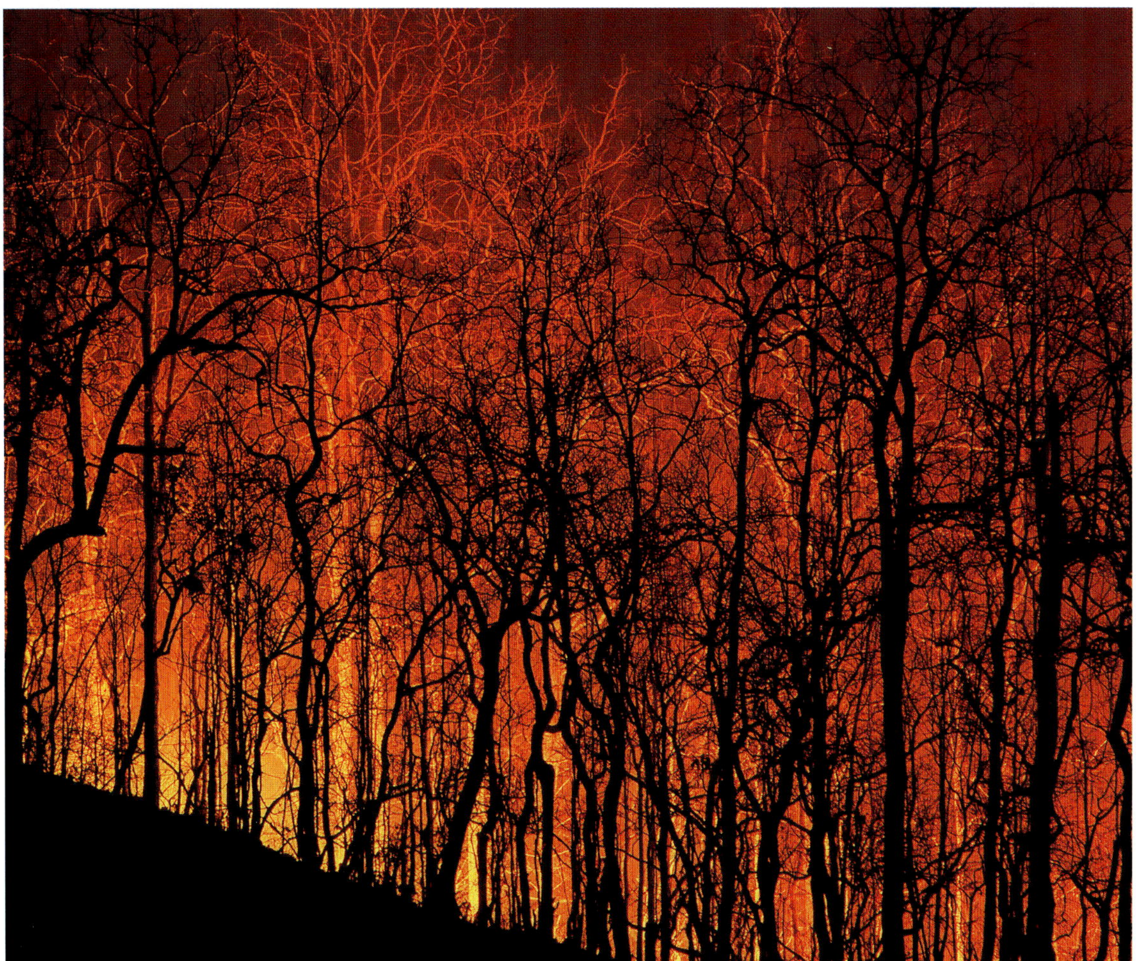

EIN BUSCHFEUER KANN SCHNELL GROßE ENTFERNUNGEN ÜBERWINDEN – ERMITTELN SIE SEINE RICHTUNG UND VERLASSEN SIE SIE SCHNELL.

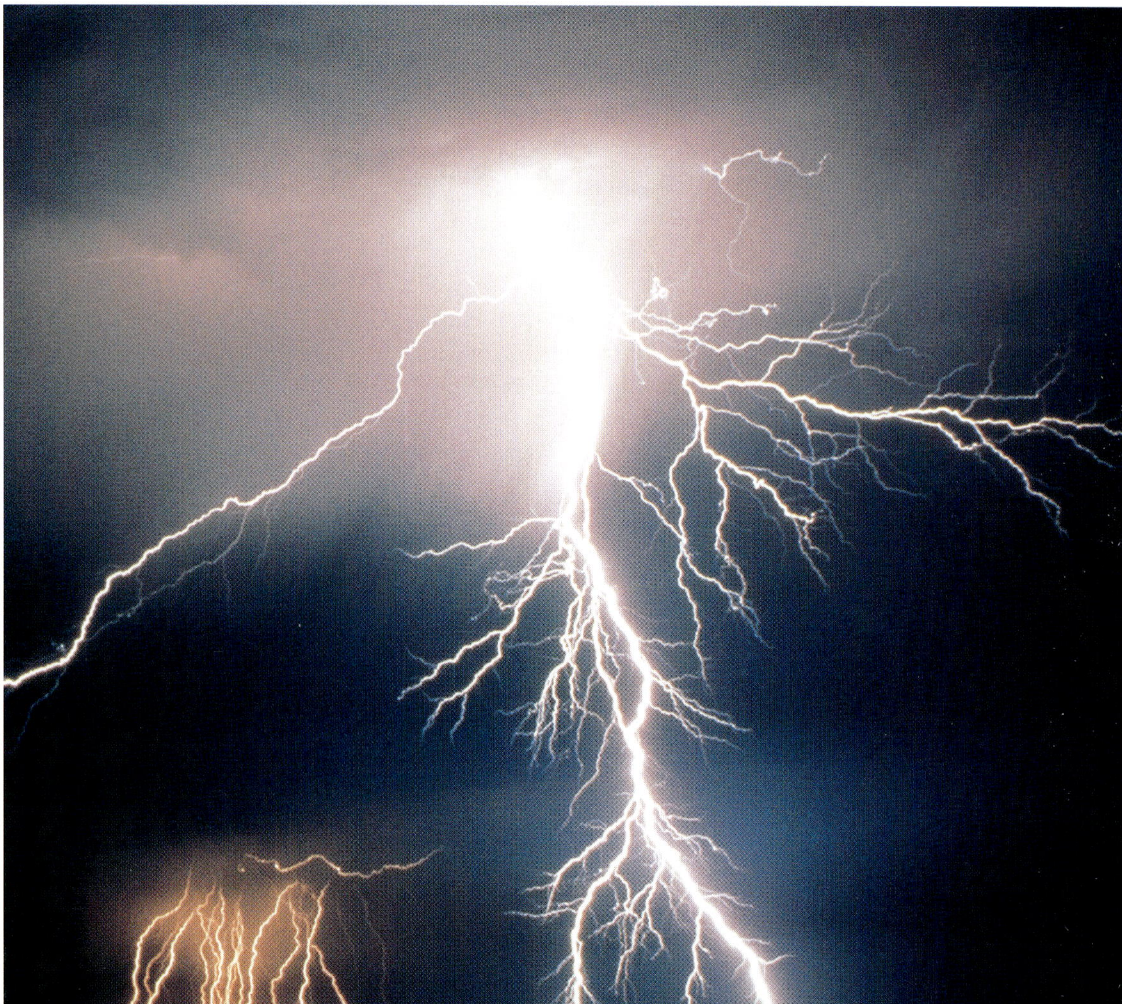

BLITZE SIND DAS ERGEBNIS STATISCHER ELEKTRIZITÄT, DIE VON WASSERTROPFEN VERURSACHT WIRD, WENN AUFSTEIGENDE WARME LUFT AUF KALTE LUFT TRIFFT; MILLIONEN VOLT BLITZEN AUF IHREM WEG ZUR ERDE ZWISCHEN DEN WASSERPARTIKELN AUF.

Gewitter

Bergsteiger und Bergwanderer sind durch Blitze stärker gefährdet, da sie meist in höher gelegene Felsgebiete einschlagen. Das Aufziehen von Blitzen spüren Sie durch ein prickelndes Gefühl auf der Haut, sich sträubendes Haar und an summenden Metallgegenständen. Der beste Schutz ist eine trockene, tiefe Höhle, deren Wände und Eingang Sie möglichst meiden. Kauern Sie sich auf trockene, isolierende Gegenstände wie einen Rucksack oder ein aufgeschossenes Seil, die Füße hochgezogen.

Meiden Sie Spalten und Kamine, besonders wenn sie nass sind: Sie sind regelrechte Blitzableiter; meiden Sie auch Grate und Gipfel. Wenn Sie im Freien von einem Gewitter überrascht werden, legen Sie sich mit ausgestreckten Armen flach auf den Boden – so entlädt sich der Blitz nicht an Ihnen, falls er in der Nähe einschlägt.

Wenn jemand vom Blitz getroffen wurde, überprüfen Sie seine Vitalzeichen und beginnen sofort mit Herz-Lungen-Wiederbelebung. Verbrennungen sollten erst später behandelt werden – wichtig ist jetzt, dass er atmet und sein Kreislauf funktioniert.

Hurrikane und Tornados

Ein Hurrikan ist ein tropischer Wirbelsturm mit Windgeschwindigkeiten von mehr als 115 km/h, also Stärke 12 auf der Beaufort-Skala. Ihn begleiten strömender Regen und hohe Wellen an der Küste; er ist äußerst zerstörerisch und kann einen Durchmesser von bis zu 500 km erreichen. Zu den Warnzeichen zählen alarmierende Veränderungen des atmosphärischen Drucks, starke Meeresdünung, Gruppen von Zirruswolken und ein ungewöhnlich heller Himmel in der Morgen- und Abenddämmerung. Nach einer ersten Sturmperiode zieht das Auge des Hurrikans mit trügerischer Stille heran; ihm folgt eine Richtungsänderung des Sturms – dann sollten Sie die andere Seite Ihrer Zuflucht aufsuchen. Wenn Sie an der Küste sind, verlassen Sie sie, da er oft von sehr hohen Wellen begleitet wird. Bauen Sie alle Zelte ab. Verstecken Sie sich in einer Höhle oder in Lee eines Felsens, oder heben Sie einen Graben aus. Oder suchen Sie sich ein solides Haus mit Keller und schließen Sie alle Fenster.

Tornados oder »Twister« sind kleine Wirbelstürme. Die meisten sind relativ schwach und liegen zwischen F0-F3 der Fujita-Skala; sie entwickeln dabei Geschwindigkeiten von bis zu 320 km/h. Technisch können sie F6 – etwa 610 km/h – erreichen, aber das ist sehr unwahrscheinlich. Obwohl schwere Tornados selten sind, verursachen sie bei weitem höhere Schäden und weitaus mehr Todesfälle.

Die zerstörerische Gewalt der Tornados liegt in ihrer Trichterspitze, die am Boden nur 20–50 m groß ist. Dieser Trichter saugt Luft an und verursacht erhebliche Druckunterschiede, die in der Lage sind, große Gegenstände wie Autos in die Höhe zu wirbeln. Unternehmen Sie alles, um ihm fern zu bleiben. Suchen Sie Schutz in dem robustesten Gebäude, das Sie finden können, schließen Sie alle Öffnungen auf der Tornadoseite und öffnen Sie die auf der gegenüberliegenden Seite. Im Freien legen Sie sich flach in einen Graben oder halten sich liegend an einem Baum fest.

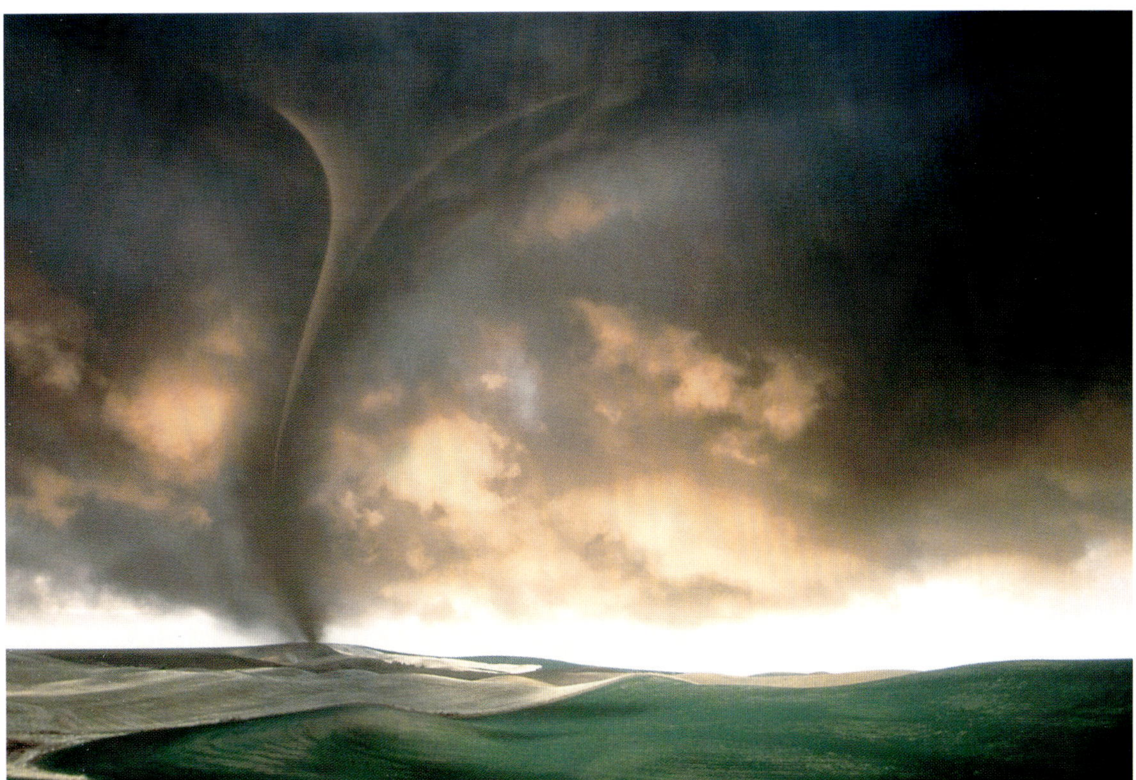

HEFTIGER STURM, DER UM EIN KLEINES TIEFDRUCKGEBIET KREIST, BILDET DIE TYPISCHE TRICHTERFORM EINES TORNADO.

Index

Fett gedruckte Zahlen beziehen sich auf Abbildungen.

Bildnachweis

Umschlag Mountain Camera/John Cleare

SIL = Struik Image Library

2	The Picture Box/Steve Turner
4–5	The Picture Box/Uli Himsl
7	SuperStock
8a	Bill Hatcher
9	Gallo Images/Tony Stone
10	Paul Harris
11	Hedgehog House/Colin Monteath
12	SIL/Nick Aldridge
13	Auscape
14	Picture Box/Phil Schermeister
15	Auscape/Jan-Peter Lahall
16	Gallo/Tony Stone
17a	SIL
17b	SIL
17c	SIL
17d	SIL
17e	First Ascent
17f	SIL
17g	SIL
17h	SIL
17i	SIL
18	Petzl
19a	SIL
19b	SIL
19c	SIL/Ryno Reyneke
20	SIL/Jacques Marais
21	SIL/Jacques Marais
22a	SIL
22b	Hedgehog House/Paul Rogers
23	David Bunnell
24	The Picture Box/Hoa Qui
25a	SIL/Jacques Marais
25b	Auscape/D. Parer & E. Parer-Cook
26a	KOS/Gilles Martin-Raget
26b	SIL
27	SIL/Jacques Marais
28	Spectrum Stock/R. Mackinlay
29	Picture Box
30	Stockshot/Jess Stock
32c	Glenn Randall
33	Marie Lochman/Lochman transparencies
34	Hedgehog House/Barbara Brown
37b	Colin Monteath/Auscape
38	Raytheon Marine Company
41a	SIL
41b	Heather Angel
41c	Auscape/Wayne Lawler
42a	Picture Box/Hoa Qui
43	Hedgehog House/Peter Cleary
44	SIL/Jacques Marais
44b	Auscape
46	SIL/Jacques Marais
47a	Hedgehog House/Walter Fawlie
48	Picture Box
49	Onne van der Wal
50a	Colin Monteath/Auscape
50b	Hedgehog House/Dick Smith
51	Auscape/D. Parer & E. Parer-Cook
53d	Gallo Images/Tony Stone
54	SIL/Jacques Marais
55a	Richard Sale
56	RSPCA Photo Library/Peter Gasson
57a	Photo Access
57b	Andy Belcher
58a	SIL/Jacques Marais
58b	Photo Access
60	SIL/Ryno Reyneke
61a	SIL
61b	SIL
66	Gallo Images
67	SIL/Jacques Marais
69a	Dave Davies
69b	SIL/Jacques Marais
72	Gallo/Tony Stone
73	Stockshot/D. Willis
74a	SIL/Jacques Marais
74b	Hedgehog House/Chris Rudge
78	SIL/Jacques Marais
78b	SIL/Jacques Marais
79	Anders Blomqvist (Seeing Eye)
80	SIL/Jacques Marais
81	SIL/Jacques Marais
82a	Gallo/Dugald Bremner
82b	SIL
83a	Gallo Images
83b	SIL
84	SIL/Jacques Marais
85	SIL/Nicholas Aldridge
86	Gallo/Tony Stone
87	Gallo/Tony Stone
88	Andy Belcher
89	Stock Shot/Jess Stock
90	Mountain Camera/John Cleare
91	FLPA/Terry Whitaker
92	Pictures Colour Library
93	Photo Access

Morsezeichen

A	• —	T	—
B	— • • •	U	• • —
C	— • — •	V	• • • —
D	— • •	W	• — —
E	•	X	— • • —
F	• • — •	Y	— • — —
G	— — •	Z	— — • •
H	• • • •		
I	• •		
J	• — — —	1	• — — — —
K	— • —	2	• • — — —
L	• — • •	3	• • • — —
M	— —	4	• • • • —
N	— •	5	• • • • •
O	— — —	6	— • • • •
P	• — — •	7	— — • • •
Q	— — • —	8	— — — • •
R	• — •	9	— — — — •
S	• • •	0	— — — — —

Lassen Sie zwischen den Buchstaben eine Lücke von wenigen Sekunden (abhängig von Ihrem Tempo) und eine etwas größere zwischen den Wörtern.

AAA = Ende des Satzes
AR = Ende der Nachricht
IMI = Verstehe nicht – wiederholen
SOS = • • • – – – • • •

Körperzeichen

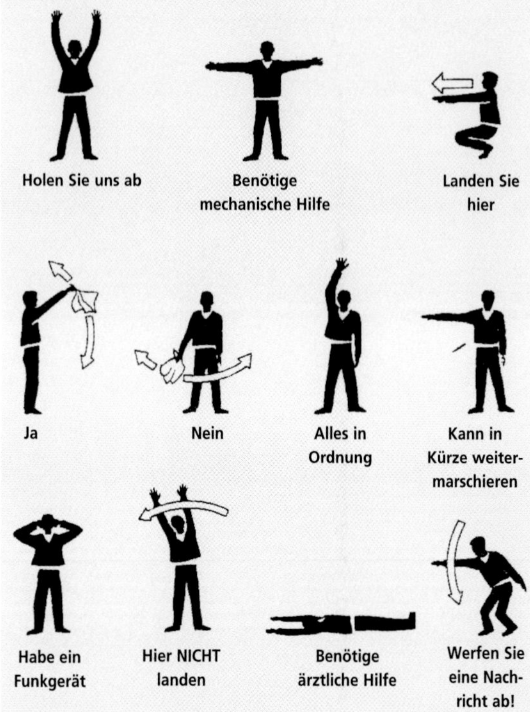

Bodenzeichen für Flugzeuge

I	Ernsthaft verletzt – sofortige Evakuierung erforderlich	II	Benötige Medikamente
F	Benötige Nahrung und Wasser	N	Nein
A	Ja (»Y« für »YES« wird ebenfalls verstanden)	LL	Alles in Ordnung
X	Können nicht weitergehen	→	Gehe in diese Richtung weiter
K	Zeigen Sie die Marschrichtung an	JL	Ich verstehe nicht
□	Benötige Karte und Kompass	△	Landung hier vermutlich sicher (offenes Dreieck: VERSUCHE START)
¦	Benötige Funkgerät- und Lampenbatterie	L7	Flugzeug stark beschädigt

UKW-NOTRUFKANAL: 16

INTERNATIONALES PFEIFEN-/LICHTSIGNAL:
6 Pfeiftöne/Lichtsignale (wiederholt)

LAGEBEURTEILUNG
STOP: **S**top (Anhalten) – **T**hink (Nachdenken) – **O**bserve (Beurteilen) – **P**lan (Entscheiden)
Vermeiden Sie PANIK und unangemessene HAST – atmen Sie vor dem Handeln mehrfach tief durch

ERSTE-HILFE-GRUNDREGELN:
Risiko – Bewusstsein – Hilfe
ABC: Airway (Atemwege) – **B**reathing (Atmung) – **C**irculation (Kreislauf) – s. S. 74

HERZ-LUNGEN-WIEDERBELEBUNG – s. S. 76

BEWUSSTSEINSSKALA:
voll bei Bewusstsein – reagiert auf Fragen – reagiert nur auf Schmerz – reagiert überhaupt nicht

WICHTIGE KNOTEN UND LASCHINGS:

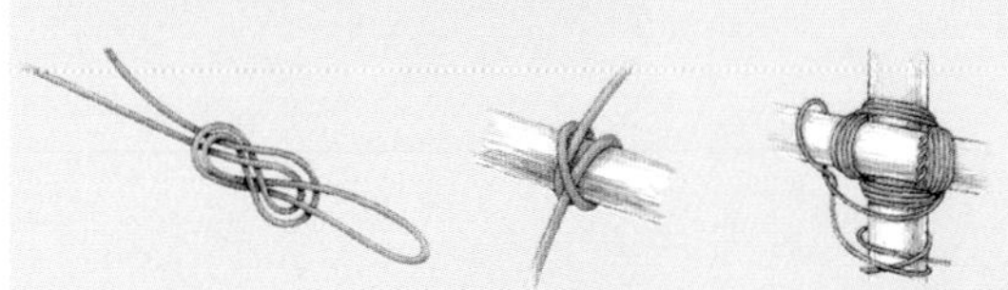

Achtknoten **Webeleinstek** **Bockschnürbund**